こころの科学叢書

子と親の臨床

そだちの臨床2

杉山登志郎

日本評論社

子と親の臨床——そだちの臨床2・目次

第一章　私の児童精神医学事始め

1　児童精神医学をめざすまで　2
2　児童精神科医をめざして　6
3　児童精神科医として働く　12
4　教員養成系大学の教官　15
5　子どもの心療科　18
6　ふたたび医学部に　22
7　若い臨床家への助言　23

第二章　発達精神病理学の力

Ⅰ　成人の発達障害—発達障害と精神医学

1　いま、精神科外来で　26
2　発達障害から発達凸凹へ　28
3　成人の高機能自閉症スペクトラム障害　30

4 成人のADHDと子ども虐待後遺症 41
5 臨床的視点からの整理 46
6 おわりに 49

Ⅱ タイムスリップ現象再考

1 タイムスリップ現象とは 50
2 タイムスリップ現象の臨床的意義 52
3 タイムスリップ現象への治療 55
4 EMDRによる治療の三つの形 57
5 タイムスリップ現象への薬物治療 63
6 おわりに 65

Ⅲ 発達精神病理学の力

1 発達精神病理学とは 66
2 発達精神病理学の研究 69
3 発達障害はどこまで拡がるのか 73
4 発達障害療育における今日のテーマ 74

5　発達障害とトラウマの複雑な関係　78
6　フィールドワークの重要性　83
Ⅳ　自閉症の精神病理
1　明らかになった自閉症者の体験世界　85
2　自閉症の中核となる精神病理　88
3　自閉症とトラウマ　96
4　自閉症の認知における局所優位性　100
5　自閉症と複雑性ＰＴＳＤ　103
Ⅴ　三〇代を過ぎた自閉症
1　全体像　107
2　症　例　112
3　おわりに　124
第三章　本とあそび
1　あそびをめぐって　126

2 龍のジェンダーと真の言葉――『ゲド戦記』五部作をめぐって 130
3 新自由主義をどう乗り越えるのか 135
4 母親が性産業で働く娘への性教育は可能か 137
5 フィールドワークの重要さ 140
6 複雑性PTSDの精神病理 142
7 こころの闇と宗教 145
8 仏教徒はラカン派になれるか 150
9 精神の考古学によって何が見えるか 153

第四章 複雑性PTSDの治療

I 発達障害への少量処方

1 少量処方への気づき 168
2 非直線モデルの薬理効果 174
3 気分障害、双極性障害をめぐる混乱 178
4 少量処方の実際 182
5 ライフサイクルを見通した治療の必要性 186

Ⅱ 自我状態療法—多重人格のための精神療法
1 自我状態療法との出会い 188
2 自我状態療法の概要 191
3 自我状態療法の実際 192
4 自我状態療法の進め方 197
5 「蓋をする」治療では多重人格は治らない 202

Ⅲ 日本の社会的養護と子どもの貧しさ
1 児童養護施設の貧しさ 204
2 社会的養護の児童とそれ以外の児童の比較 207
3 社会的養護と愛着の修復 209
4 新しい家族のあり方を求めて 213
5 おわりに—社会的養護で働くケアワーカーの方々へ 216

Ⅳ 選択性緘黙の病理と治療
1 選択性緘黙の全体像 217
2 選択性緘黙の治療 221

3 おわりに 227

V 幼児期の食行動異常

1 乳幼児の食行動異常 228
2 幼児の過食症 230
3 若年の摂食障害 232

VI 発達障害とトラウマ

1 発達障害とトラウマの複雑な関係 237
2 発達障害へのトラウマ治療 249
3 難治例への対応 254
4 おわりに 264

参考文献一覧 265
初出一覧 278
あとがき 280

第一章　私の児童精神医学事始め

1　児童精神医学をめざすまで

私はかなり特異な家族的背景をもっている。父方祖父は、静岡市俵峰という安倍川の上流の山里の出身である。祖先は、地元では少しだけ名前が知られている安倍七騎（今川の家臣で、信長その他に、えんえんとレジスタンスをしたグループ）であるという。代々医系の一族で、私は二三代目に当たるらしい。ただし、御殿医などという高級医ではなく、田舎の村医者である。

祖父は東京医学校（現東大医学部）に入学するが、家庭の事情にて断念、薬局の経営を家業にした。先祖からの秘伝の薬がいくつかあり、私自身もごく最近まで、毎朝漢方薬を煎じて飲んでいた（調合をしてくれる人がいなくなって飲めなくなった）。祖父は漢方の素養豊かで、脈診で歯痛から食あたり、月経の開始まで当てたという。

祖父の医学への情熱は子どもたちに託された。その結果、八人の子どものうち、医師四名、薬剤師二名、医師に嫁いだ娘二名となった。祖父自身は神道、それも御嶽信仰の一派への信仰を生涯、持ちつづけ（私は祖父が毎月称えていた祝詞を暗唱できる）、現在は御嶽山の霊神碑に祭られ、神様になっている。私たちは年一回の祖父の霊神碑へのお参りは欠かさないようにしている。

父親は、この八人兄弟姉妹の長男である。四浪をして九州医専（現久留米大学医学部）に入学した。貧乏学生ながらトップで卒業し、すぐに軍隊へ招集され、南方へ向かう船の中で開戦の報を聞いた。軍医として南方を転戦し、四年間の軍隊生活を送り、終戦と同時に捕虜となった。帰国後、故郷静岡に医院を開業した。勉強熱心な開業医として働きつづけ、小学校の校医、医師会の役員、医師会立看護学校の校長などを勤めた。医院を長男に次いだが、九〇歳近くまで臨床医として働いていた。

ちなみに父親は無類の酒好きで、酔うと必ず戦争の話をした。酔うたびに、それこそ何千回も同じ話をしたのである。これが戦争体験というトラウマのもたらしたものだということに気づいたのは、私自身がトラウマ臨床を経験したあとのことである。父は軍医という軍隊の中で確立された地位をもつ士官であり、戦場に常時いたにせよ、一兵卒の戦争体験に比べれば過酷さは少なかったにちがいない。命令系統の指示を出す側と受ける側では、同じ体験でもずいぶん異なったものになるからである。それにしても、いったいどれほどの日本軍の元兵士たちが、その戦争体験を心のうちに深く閉ざしたまま墓場まで持っていったのであろう。私たち団塊の世代の父親には、この戦争という強烈なトラウマ体験がある。その父親たちに育てられた団塊の世代が、どの年代においても荒れつづけたのは、その前の世代のトラウマを引き受けたからにほかならない。

母は薬剤師である。文学の素養豊かな貧乏起業家の娘として育ち、逆境のなかで静岡薬科大学をトップで卒業した。祖父が、父に嫁をもらいたいと考えたとき、たまたまその年にトップで卒業した母を見初め、何カ月も足を運んで本人と母方の祖父母を口説いたという。のちに私は、もし母親が二番であったなら、私たち兄弟は存在しなかったのだなあと嘆息した。

私は四人兄弟姉妹の次男として産まれた。前記のような背景があり、自分の兄弟を含め、父方従兄弟は医者ばかりである。じつにそれ以外の職業を選択したもののほうが圧倒的に少ないのだ。その次の世代も似た傾向にあり、エネルギー豊かな男の断念という怨念が、のちの世代にどんな影響を及ぼすのかという実例である。兄は内科医になり、父親の医院を継いだ。妹は眼科医を開業しており、弟は脳外科医、それも数少ないＤＢＳ（深部脳刺激療法）の専門医で浜松医科大学教授を勤めている。

私は一九五一年一月末に未熟児として生まれた。幼児期から多動で、衝動的で、不器用であった。やたらに悪のりをしやすく、習癖異常が多数あり、チックもあった。チックはじつはいまでもある。

幼少時から出来のよい兄への劣等感のなかで育った。小学校中学年ごろから本に夢中になった。繰り返し好きな本を読みふけったが、これは視力の低下をもたらした。中学生ごろから天体観望に夢中になった。天体観望と、そのために必要な望遠鏡などの機材の蒐集は、いまに至る唯一の私の道楽になった。高校はウェイトリフティング部に所属し、あまりぱっとしない高校生活を送った。成績もふるわず、医師になれという強い圧力との葛藤のなかで過ごした。

私が高校を卒業した年は、例の東大紛争で東大入試が中止になった年である。一浪ののち、久留米大学医学部に入学を許された。父親は親子二代の九州医専にたいへん喜んでいた。大学では山岳部に所属したが、一年生のときに遭難を経験し、先輩と同級生を失った。この事故にもかかわらず、むしろそのゆえに、その後、山に夢中になった。山岳部でのザイルパートナーは久留米大学医学部小児科教授となった伊藤雄平先生（現いとう小児科院長）である。山の写真を見るといまでも血が騒ぐ。しかし、本格的な登山を経験したがゆえに、安全な山登りには毎日のトレーニングが欠かせないことを習知していて、医者になったときに、医業との両立は不可能と考え、山を捨ててしまった。いま考えてみると惜しいことをしたものである。

大学をとおして久留米の福音ルーテル教会に通い、洗礼を受けた。祖父の影響もあって、宗教への関心はつねに強くあり、キリスト教の古典のみならず、多忙な医学生の生活の合間に、仏教経典、コーランなどを読みふけった。また当時、久留米大学医学部教養部で助教授をされていた渋谷雄一郎先生（のちに福岡教育大学学部長になられた）の門を叩き、勝手に哲学ゼミをつくり、「経済学・哲学草稿」など初期マルクスをテキストに哲学書の読み方を手取り足取り教えていただいた。

渋谷先生をとおして瀧澤克己を知り、信仰を見直すことになった。禅体験を軸とした西田哲学も、キリスト教を軸とした瀧澤哲学も、そこから汲み出された基盤は共通しており、瀧澤はそれ（神人関係）を「不可分、不可同、不可逆」と簡略な言葉で要約している。フッサールをはじめとする現象学が神様抜きの存在論の試みであり、じつのところ瀧澤の神人関係の裏返しになることなどが、少しだけ見えてきた。翻って信仰とは突きつめればよい人のことであり、（その神人関係の基盤に立って）よい人のよい働きを導くのだろうと若き日の私は考えた。渋谷先生にほとんど一対一で鍛えていただいた哲学的思考の基本が、精神科医になったときに役立つとは、その当時想像すらしていなかった。

このころから、私は児童精神科医になろうと決意した。なぜこの領域を選んだのかと若いドクターから尋ねられることがあるが、なんとも答えられない。社会的な弱者にならざるをえない、発達の問題や心の問題を抱えた子どもたちに関わることは、人のよい生き方につながるのではないかという、漠然とした確信があったのだと思う。

2　児童精神科医をめざして

児童精神科医になるためのジェネラルトレーニングのつもりで、一九七六年、久留米大学小児科医局に入局した。山下文雄教授、加藤裕久助教授という時代で、両先生からのきびしい指導を受けた。一年先輩に小児科主任教授を長年勤められた松石豊次郎教授、同級生に先に触れた伊藤雄平教授、そして故吉田一郎教授がいる。

小児科医は夜つくられるとは山下先生の言葉である。小児科医のトレーニングは昼も夜もない毎日であったが、この当時、九州に発達障害に対応できる体制をつくるため、いくつかの大学の医療、福祉、心理などの専門家が集まって、山下先生を中心に「九州こどもセンター」が立ち上がった。そこでは自閉症の子どもと、その親のキャンプが実践されていた。このキャンプに私は参加し、福祉系の学生としてボランティアで働いていた妻と知り合った。

小児科医の基礎トレーニングを積んだあと、派遣された九州厚生年金病院において金平栄先生（現永犬丸小児科院長）の指導を受けた。金先生はアメリカで長年トレーニングを積まれた小児血液疾患の専門医であり、臨床小児科学の全体を一から教え直していただいた。臨床小児科学における恩師である。

小児科医になって二年目の冬、当時の厚生省が主催した第五回児童精神科臨床医研修会に、山下先生の許可を得て参加した。この研修会は、児童精神科医の不足を踏まえ、厚生省が主導して全国に呼びかけ、三カ月間という長期にわたる集中的な研修会が行なわれたのである。一、二回が東京、三、四回が名古屋で行なわれ、私が参加した第五回目が大阪で行なわれた。この五回目を最後にこの研修会は終わってしまうのであるが、この三カ月間の研修は、大阪、京都に在住するトップの児童精神科医による児童精神医学の臨床講義と、現場での見学、実習であった。なんという贅沢な研修を受けることができたものだと思う。私は、この第五回目に参加した医師のなかでは最年少であったが、研修会に集まった同級生には、有波忠雄、中島洋子、設楽雅代、小林美智子、岡本正子、長尾圭三などながいて、その後、じつに一人の漏れもなく、わが国の児童精神科臨床の核になったのである。

この研修終了後、かねて予定通り、児童精神科の研修を受けることができる場所を探した。当時、そのような場所は本当に少なかったが、そのなかで名古屋大学医学部精神科教室に入局を許可された。私は、一九七八年精神科および児童精神科の研修をスタートさせた。

名大精神科児童研究グループは、堀要先生が一九三四年、日本で初めての精神科児童外来を開設した老舗であった。だがそれ以上に、私が入局した当時の名大精神科は、笠原嘉教授、若林慎一郎助教授という体制のなかで、さまざまな研究グループが活発な臨床研究を行なっていて、そのいくつかの謦咳に接することができたのは大きな幸いであった。

精神病理グループは思春期妄想症研究を進めていて、高橋俊彦先生や小出浩之先生から精神病理学が臨床の上でいかに有効に働くのかということを実際の臨床をとおして教えていただいた。精神療法グループには、水野信義先生や成田善弘先生がいて、水野先生は私の精神療法の恩師である。私の拙い精神療法のテープを丹念に聴いて、スーパーバイズを受けるという、いまから考えるとなぜこれだけの指導を受けることができたのか不思議とすら感じる丁寧な指導をいただいた。脳波グループは、太田龍朗先生が率いておられ、次の時代に向けて生物学的精神医学の研究を地道に実践しておられた。当時は、境界性人格障害の治療が大きな話題になっており、なるべく多彩な患者に接するように精神科の研修を心がけた。

私の児童精神科医としての仕事は、一九七七年に始まった一歳六カ月児健診に、スタートとほぼ同時に継続的に関わったところから始まった。この新しい健診との関わりは、その後もえんえんとつづき、いくつかの論文としてまとめることができた。とくに、この健診のなかで、自閉症が当時信じられていた一万人に四人というレベルよりもはるかに多いことに気づいた。また、愛知県自閉症協会「つぼみ」の会主催のキャンプに、キャンプドクターとして積極的にかかわり、名古屋市の特殊教育を担当する教師と知り合うようになった。一歳六カ月児健診にせよ、キャンプへの参加にせよ、このようなときには自分の小児科医としてのトレーニングがとても有用にはたらいた。特殊教育を担う教師の友人とのつきあいは、その後しばらくして、合同の公開症例検討会を開くようになり、この会はえんえんと二〇年あまりにわたってつづけられることになった。教師との症例検討は、学校の先生が障害児を前にしてどのような方法論で、何を考え、何をするのかということを学ぶうえで私には貴重な体験となった。

名古屋大学医学部精神科児童研究グループ、俗称児童部が、堀要先生によってつくられたことを先に述べた。堀先生は戦後名大の教授になられ、伊藤克彦先生、石井高明先生、若林慎一郎先生、大井正己先生など、多くの児童精神科医を育てられた。私たちは堀先生のお弟子さんである若林先生や、大井先生の指導を受けた孫世代である。児童部の一年先輩に本城秀次名古屋大学教授、後輩に、大高一則先生、猪子香代先生、村瀬聡美先生などがいる。自閉症研究、不登校研究、家庭内暴力研究など、児童青年期の多彩な臨床研究が実践されてきたが、その基盤は、臨床経験主義（clinical empiricism）である。理論と臨床とが矛盾したときはためらわず理論を捨てるという、厳密に臨床に立脚する姿勢は、石井先生や若林先生からたたき込まれており、いまだに私が極論を避ける傾向があるのはそのためにほかならない。

名大精神科のトレーニングシステムは、大学にいるのは有給スタッフと二年までの研修医のみであり、二年の研修が終わったあとは、単科精神病院で少なくとも二年間の研修を積んで、この四年間の研修が終了後、名古屋大学精神科の関連ポストに空席ができたときに応募する資格が与えられるという仕組みで、二－二研修と呼ばれていた。私は後半の研修を故郷静岡の県立精神病院養心荘（現静岡県立こころの医療センター）で受けることを希望し、一九八〇年に赴任した。

養心荘では精神科と児童精神科の臨床に明け暮れた。一般の精神科医としての仕事に上乗せして児童の臨床を行なったので、多忙になるのは当たり前であったが、敷居の高い単科精神病院によく患者が来たものだと思う。非言語的なアプローチにひかれ、描画、スクイグル、箱庭などの臨床をほとんど独習した。さらに自律訓練法についても独習した。こうして慌ただしい臨床に明け暮れ三年が過ぎたとき、愛知県コロニー中央病院精神科に空席ができたので来ないかという打診があり、私は一も二もなくこの幸運を受けることにした。

一九八三年赴任したコロニー中央病院は、石井高明先生、小野宏先生によって活発な臨床と臨床研究が行なわれており、そこであらためて石井高明先生から自閉症および発達障害臨床の基礎を学び直した。石井先生から臨床指導を受けた先輩に高橋脩先生がおられ、定期的にコロニーにみえていた。石井先生の弟子筋で、長男が高橋先生とすれば、私は次男である。若林先生の弟子ということでいえば、長男はいうまでもなく本城先生で私はやはり次男である（三男は大高先生で、若林三兄弟と呼ばれることもある）。どうも生物学的な兄弟順位に従うのが、もっとも安定がよい。同時に、私自身はせいぜい十数人の小さな組織の運営がもっともよく機能するようで、あまり大きな組織のトップには向いていない。

コロニー中央病院では、知的障害と行動障害をともなった自閉症の治療に明け暮れる毎日であった。さまざまな（あまり公表できないような）臨床経験も多様に経験した。自閉症だけではなく、ダウン症の青年期退行など、これまで十分に検討されていなかったテーマに関して臨床的な対応を行なうという経験もした。当時コロニーは、巡回療育相談を展開していた。愛知県のそれぞれの市町村が抱える療育センターに、県の心理士やコロニーの医師が巡回をして、直接の相談や、コンサルテーションを行なうという事業である。私は東三河が担当になった。そこはさまざまなサイズの自治体が、そのサイズに合わせて発達障害児への療育システムを整えつつあり、地域の人口に合わせて療育システムをつくることの必要性を実感させられた。

養心荘に勤めるころから徐々に留学の準備をしていた。その相談に乗ってくださったのは久留米大学小児科の山下文雄先生である。先生をとおして、カリフォルニア大学ロサンゼルス校神経精神医学研究所に在籍する世界的な自閉症の神経生理学者オルニッツ教授を紹介された。先生が来日した折りにお会いした。山下先生のご推薦のおかげで、親日派で知られるオルニッツ先生から、なんと二つ返事で留学の許可をいただいた。一九八六年から八七年、これも幸運が重なり、愛知県の出張としてアメリカ留学を許可された（つまり留学のあいだ、愛知県からフルの給料をもらっていた）。

オルニッツ教授のもとで自閉症の神経生理学研究に従事し、同時に新進気鋭の神経心理学者アサノー教授のもとで自閉症の神経心理学研究を見ることができた。さらに院生の講義・演習への参加が許されカントウェル教授から児童精神科の演習と講義を受けた。また、自由選択の講義のなかで、フロイトの孫弟子に当たる精神分析医による精神分析講義を受けた。すでにこの当時、精神分析への不評は、とくに生物学的精神医学の牙城であるＵＣＬＡ神経精神医学研究所では非常に強く、なんとこの講義を受けた医師は私のみ（他はソーシャルワーカーや看護師、少数の心理士）というなかで、フロイトから直接分析を受けた先生の先生から聞いたエピソードなどをうかがい、テープに残るフロイトの肉声（細く高い女性的な声である）を聞いた。それらは、これまで私が抱いていたフロイトのイメージを大きく覆すものであった。教育分析を含め、治療者としてのフロイトはとても暖かい実直な人柄の人にちがいない。

それでも時間が余り、私は紹介を受け、ユング派分析家シュピーゲルマン博士の門をたたき、教育分析を受け始めた。夢を用い、英語で行なわれた教育分析は、異国で患者を持たない状態で行なった点がよかったのではないかと思う。そうでなければ患者に被害が出たにちがいないからである。この分析をとおして、私はこれまでの自分の半生を振り返ることになった。また、なぜ自分がこれだけ落ち着かない人間になったのか、生まれてきた家の状況などを含め、納得することが多々あった。

この留学のあいだに、従事してきた一歳六カ月健診での自閉症の罹病率をめぐる英文論文をまとめることができた。また、それまで持っていなかった自動車免許を取得し（米国で免許をとると、すごく簡単に安くとれ、何カ月か以上走っていると、日本に帰ったとき無試験で日本の自動車免許をくれる）、家族で遊びまくった。この留学は、教育分析を受けたこともあって、自分の青年期から中年期への分節点となった。

3　児童精神科医として働く

帰国してコロニーに復帰した。約一年間、ふたたびコロニーで働くうちに、名大精神科の児童スタッフのポストが空くので名大に帰ってこないかと打診があった。じつのところずいぶん逡巡したのであるが、笠原先生をはじめ大学の先生方の指導をふたたび受けたい、また自分の研究をまとめたいという気持ちが強くなり、一九八九年名古屋大学精神科に助手として赴任した。あとから振り返ると、ここが私の人生のターニングポイントであり、もし名大に戻るということがなかったら、私は障害児を専門とする精神科臨床医としてコロニーでの臨床をつづけ、なんというかもっとのんびりした人生を歩んでいたにちがいない。

当時の児童精神科スタッフは一人のみで、つまりすべての児童症例は私に集まることになり、児童精神科領域における、じつに多彩な症例を経験した。その後の臨床で未経験の新たな疾患にであうことはほとんどなかったほどである。当時、名大病院の精神科には児童規定というものがあって、一五歳未満は五人までと決められていた。油断をしているとあっというまに一〇人を超えてしまい、苦情が出ることに悩まされたが、当直をしてみると消灯時間を過ぎても寝ずに看護師さんを悩ませている症例が、ことごとく一五歳未満の、つまり自分の症例であり、嫌われるのもやむをえないと妙に納得せざるをえなかった。成人の精神科疾患にくらべ、児童青年期の患者は何倍も手がかかるのである。

このころから私は、自閉症の精神病理学をライフワークにしたいと思うようになった。これは当時、岐阜大学精神科教授になられた小出浩之先生が、寡症状統合失調症の精神病理学の研究を進めていて、その見事な成果に魅了されたことが大きい。寡症状統合失調症以上に自分を語ることが困難な自閉症の内的世界の研究は、生涯をかけて取り組む価値があると考えたのであるが、ほどなくしてドナ・ウィリアムズの自伝をきっかけに、自分の体験世界をたくみに語る自閉症成人が世に溢れるとは、またその内の何人かの方々には親しくお付き合いするようになるとは、この当時、夢にも思ってみなかった。

とはいえ、大学に籍を置くなかで、私は「自閉症のタイムスリップ」の論文をまとめることができた。また、自閉症の就労に関する臨床研究をまとめる機会にも恵まれた。この頃からであろうか、大多数の自閉症児に対して、知的障害の有無にかかわらず、私は心の底から可愛いと感じるようになった。これはやはり彼らの体験世界が見えてきたということが大きいのだと思う。同時に、自閉症を育てる役割を担うその家族にも強い思い入れを覚えるようになった。おそらく私は、このころがもっとも名医であったのではないかと思う。

一九九二年、私は学習障害の取材をしているという地域の新聞記者の訪問を受けた。その結果、学習障害の曖昧な概念そのままに、紹介記事が地域の新聞に私の写真入りで掲載された。その日から診察の申し込みが殺到し、ただちに別枠で「学習障害」の子どもたちの診察を行なうことを余儀なくされた。この学習障害をめぐる受診ラッシュによって、いわゆる軽度発達障害の患者をたくさん短期間に集中して診ることになった。さらに、はからずもかき集めてしまった学習障害児および高機能自閉症スペクトラム障害の児童への対応に苦慮した私は、当時名古屋大学教育学部心理学の大学院に在籍していた辻井正次氏にお願いし、まずLDのための「エルデの会」、ついでアスペルガーの子のための「アスペの会」を立ち上げてもらった。当時ようやく知られるようになった学習障害の概念は、たいへんに混乱していた。丹念に調べてみると、そもそも学習障害が、医学的なMBDへのアンチテーゼとして発展してきたという経緯があり、概念の曖昧さは確信犯的なのだと思う。一方、厳密に診断した学習障害と高機能自閉症スペクトラム障害とは、実際に会ってみるとまったく異なるグループであり、とくに後者の非社会的行動のすさまじさはエルデの会をすでに経験していたボランティアの大学院生たちに大きな衝撃を与えるほどであった。この経験から私は、社会性障害（つまりASD）の併存を無視した学習障害の捉え方は臨床、教育で役立たないと考えた。アスペの会はその後も発展をつづけ、私が高機能自閉症スペクトラム障害の臨床研究に特化していく契機となった。われわれはこの偶然によって、他の臨床家や研究者が高機能自閉症スペクトラム障害に注目する半歩前に、その臨床研究をスタートさせることができたのである。

名古屋大学精神科の最後の数年は、笠原先生の定年退官にともなう教授選があり、当該教室が出す選考委員会へのメンバーに選出されてしまった私は、旧帝大の教授選という、大行事に振り回される体験をすることになった。

4　教員養成系大学の教官

太田龍朗新教授のもとで、名大精神科教室がようやく再スタートを切ることになった一九九五年、私は縁あって静岡大学教育学部という教員養成系の教育学部における障害児専攻課程の教授に赴任した。幸運であったのは、名古屋大学時代と、臨床のフィールドを変更せずにすんだことである。教育学部の教官は、健康度が高い学生や大学院生を相手の仕事で、医学部の教授選に疲れた心身にとって、たいへんにありがたいリフレッシュになった。だが、それ以上に貴重であったのは学校教育を内部から体験したことである。子ども相手の医療職のご多分に漏れず、私も学校教育に対しては首をひねる経験が多く、どちらかといえば批判的であったのだが、学校の悪口をいうと唾が自分に返ってくる立場になって、あらためて学校教育の意義と、また困難な部分とを見直すことになった。

この静岡大学への赴任とちょうど同じ時期に開校した、不登校児のための市民立高校黄柳野高校から要請を受け、黄柳野高校の生徒相談室へ継続的な関与をすることになった。その結果、不登校を百人単位で診るという経験をすることができた。

不登校という臨床像は、崩壊家庭や非行から、発達障害までさまざまな要因が絡んでいる。この学校に登場する青年たちには高校をドロップアウトしてという者もいたが、小学校二年生からまったく学校というところに行かず、家庭から出るのはそれ以来初めてといった者も少なからずいた。全寮制の、けっして家庭にくらべ快適とはいえない学校と寄宿舎に、こうして集まってきた若者たちは、さまざまな個人的な、家庭的な背景をもっていた。全校生徒調査を行なってみると、黄柳野高校生たちは、対象となった一般高校生よりも、入学後、家族に対しても、教師に対しても、未来に対しても前向きに変化したことが明らかになった。相談室を訪れるのはそのなかでも、抜きんでて不安定な青年たちである。

黄柳野高校の経験から私が学んだものとは、不登校とはつづめていえば他者（同級生）への不信であること、ふたたび場を与えさえすれば、特別の事情がないかぎり心配しなくてもよいことである。その特別の事情とは、一つは発達障害の基盤であり、もう一つは虐待の既往である。私はこれまで正面から取り組むことが少なかった子ども虐待という問題に向かい合う必要を徐々に感じるようになった。

医系の教官が教育学部にいる意味はいくつかあり（たとえば不安定な学生のお守をすることなど）、大学からは大切にされ、たいへんに居心地がよい職場であった。たとえば、短期在外研究という、最長で四カ月ほど海外での研修・研究を行なうシステムがある。この倍率はたいへん高いのであるが、ちょうどスウェーデンで国際児童青年精神医学会があったので、これに参加してついでに滞在できないかと、あまり深く考えずに応募した。スウェーデンの首都をオスロと書き間違えて出したのであるから、こちらの姿勢が明らかになってしまう。しかし、大学事務からは「スウェーデンの首都はストックホルムですけど」といわれつつ通ってしまった。おそらく当時の学部長の好意によるものであろうと思う。筆者はストックホルムに数カ月の出張を許可され、それはそれでたいへん貴重な体験となった。

このころ、ようやく軽度発達障害への関心が高まってきた。さまざまな党のリベラルな国会議員が、これまで福祉や教育の恩恵から外れている発達障害の存在に気づき始めたのである。私は辻井正次先生とともに、高機能自閉症スペクトラム障害の臨床研究を継続すると同時に、これらの国会議員の先生へのロビー活動を開始した。このとき、ある事件が起きた。それは豊川市にすむ高校生が、「人を殺す体験をしてみたかった」という不可解な理由で、隣人の主婦を撲殺した、いわゆる豊川事件（二〇〇〇年）である。この精神鑑定によっていっきょにアスペルガー症候群の名前が全国に広まるという、発達障害のサイドからいえば困った巡り合わせが生じてしまった。しかし、この事件を契機に、軽度発達障害を医療福祉の対象とするための法改正が超党派の国会議員によって進み、二〇〇五年の発達障害者支援法として結実した。辻井先生や私の活動のみで、この法律が生まれたのではないことはいうまでもない。だが、私たちの地道な活動がなかったら生まれていなかったのではないかとも思う。

一九九九年、「こころの科学」に「発達障害の豊かな世界」を連載し、それは二〇〇〇年に単行本として出版された。私のこれまでの発達障害に関する臨床研究の総まとめであった。

教員養成系大学で過ごすという経験をとおして何よりよかったと感じるのは、日本の学校、また教師を基本的に信頼するようになったことである。日本の非行率は他の先進国に比べると、数分の一以下である。この一点をとっても、日本の学校が基本的にはきちんと優れたはたらきをしていることがわかる。発達障害臨床において、適正修学が行なわれているかどうかは重要な問題であるが、本人に合った教育が行なわれているかぎり、医療の役割は何か起きたときの対応といった側面援助に限られる。発達障害の治療は教育が担うものだからである。

5　子どもの心療科

二〇〇一年一〇月、私は静岡大学教育学部を辞し、同年一一月に開院する新しい子ども病院、あいち小児保健医療総合センターに、小児保健センター長兼心療科部長として赴任した。じつは、新しい子ども病院を愛知県につくりたいという計画はずいぶん前にスタートしていた。一度この計画は立ち消えになり、再度、やはり必要という世論に押され復活したものである。時代はバブル崩壊後の低成長時代の真っ直中であり、赤字になりかねない子ども病院の創設は奇跡とまでいわれた。

私が名大精神科のスタッフであったころ、この子ども病院の再度の立ち上げの検討が始まり、私はその基本設計から立ち会うという幸運を得た。はじめのうち、児童精神科はあまり重要と考えられていなかったが、さまざまなアンケートから子どもの心の臨床は突出してニーズが高いという結果が示された。そのため、この新しい子ども病院においては、当初から心療科（児童精神科）は病院の柱の一つと位置づけられ、複数の児童精神科医が確保された。私は、初代センター長になられた長嶋正實先生に子ども病院が立ち上がったら赴任するという約束をしていた。もちろん、その約束だけが赴任の理由ではない。私には臨床に対する不全感が残っていたのだと思う。もし、静岡大学への赴任がもう数年遅れていたら、たぶん定年まで居心地のよい教育学部にとどまっていたのではないかと思う。

この子ども病院のもっとも特徴的なところは、なかに小児保健センターをもつことである。私は、そのチーフと心療科の部長を兼務したが、これは発達障害や子ども虐待の臨床において非常に働きやすい状況を与えてくれた。また私は、臨床心理グループの充実をお願いし、そのために愛知県職の心理士からの独立した運用にこだわった。県職のなかで数年間で交代されては堪らない。そこで、専門性の高い心理士を一本釣りし、その専門性を武器に県の心理職のローテーションから外してもらった。心療科の外来は、専門外来を曜日ごとに並べるというシステムをつくった。これは、そうでもしないかぎり、すべての外来が発達障害の児童の予約で埋まるという予感があったからである。初診の待機をつくれば、これから取り組みたいと考えている子ども虐待の臨床は円滑に進まない。そして、実際に開院してみると、案の定、子ども虐待の専門外来である「子育て支援外来」以外の外来はあっという間に予約患者で埋まり、すべて数カ月以上、発達障害外来に至っては数年の待機をつくることになった。数百万人の人口を抱える地域の児童精神科臨床は、押し寄せる患者との戦いである。

二〇〇三年、心療科病棟が立ち上がった。これは、閉鎖ユニットをもつ小児科病棟というユニークな病棟である。子どもの人権を守るということと、重症患者に対応できるという矛盾した要請を満たすため、病棟の運営は基本ルールからつくりあげる必要があった。これには、当時のスタッフであった小石誠二先生の働きが大きい。小石先生は、精神保健法を読み換えた病棟の運営規定を丹念につくりあげられ、それを小児センターの倫理委員会の承認を得て、ようやく病棟の運営を開始することができた。

そうこうするうち、二〇〇五年には発達障害者支援法が施行され、二〇〇七年には特別支援教育の完全実施となった。小児センターの仕事はますます忙しくなり、新患の長期待機が大きな問題となった。私は手をこまねいていても何も進まない、自分たちで医療ヒエラルキーをつくるしかない、と腹を括った。まず、「子どものこころの研修会」という会を立ち上げ、その会が主催して、臨床陪席を義務づけた一連の連続講座を、地域の小児科医の先生を中心に実施した。そのあとで、この会に参加された先生方に、一次医療を担っていただけるようにお願いした。患者からの直接の診療の申し込みは、この一次医療の先生方に逆紹介し、その先生方からの紹介患者を中心に、新患として診療を行なうというシステムである。児童精神科の新患の待機は、その期間が三カ月程度を超えたころから状況が変わり、六カ月を超えると決定的に変わってしまう。つまり、それ以上になると、当然ではあるが待てずに他の専門機関を受診するのである。そうして新患は、すでに専門医療機関にすでに受診している患者の二重受診のみで占められるようになる。その結果、長期待機の状況下では、新患の約四分の一は順番が回ってきたときにはキャンセルになってしまう。すでに受診するニーズがなくなっているからである。この外来システムの改変は劇的な待機の減少を可能にした。三年半から四カ月程度に減ったのである。またこの実践講座の内容はそのまま単行本になり、『講座子どもの心療科』(二〇〇九）としてまとめられた。

私にとって、あいち小児センターは、子ども虐待に正面から向かい合った初めての臨床であったが、その衝撃はすさまじかった。何よりもその重症度である。いろいろなところで書いているが、まず発達障害と子ども虐待との複雑な絡み合いに気づいた。さらに、親子併行治療に取り組むうちに、従来の分析的精神療法では歯が立たないことを実感した。そこで、トラウマ処理の技法が必要になり、ＥＭＤＲ（眼球運動による脱感作と再処理療法）の研修を受けた。さらに、つづけて多重人格のための精神療法である自我状態療法のワークショップに参加した。私はじつのところ、五〇歳を過ぎて自分の精神科医としての力量が上がることなど、まったく予想していなかった。いまから思えばなんと傲慢であったのだろう。多重人格障害の治療が可能になって臨床が拡がったと実感し、何歳になっても臨床精神科医は毎日が医者としての技能アップへのチャレンジだという当たり前のことを噛みしめることになった。

子ども虐待をめぐるさまざまな問題には触れたいことがたくさんあるが、ここに書き尽くすことはできない。海野千畝子氏（現兵庫教育大学教授）という優れた共同研究者を得たことは大きな幸運であった。近隣の児童養護施設での入所児間の性加害事件をきっかけに、わが国の社会的養護の破綻を実感した。子ども虐待とは圧縮すれば愛着障害と慢性のトラウマであり、そのケアを行なうとなると、この両者へのケアが可能なシステムをつくる必要がある。わが国の子ども虐待への対応が後手に回ったのは、ひとえにその重篤さの認識不足から生じている。

私は二〇一〇年、あいち小児センターを辞し、静岡県の寄付講座として実現した浜松医科大学児童青年期精神医学講座に特任教授として就任した。臨床にどっぷりつかった一〇年間の疲れを全身に感じるようになっていた。

6　ふたたび医学部に

浜松医大で取り組んできたことを紹介しておきたい。われわれの講座では、外来臨床部門と病棟臨床部門が分かれており、それぞれ浜松市子どものこころの診療所、国立病院機構天竜病院児童精神科病棟が担っている。前者は後者のサテライトクリニックという要素をもっている。天竜病院の外来だけでは、その病棟の規模の患者を集めるのは困難なだけでなく、もし天竜の外来でそれをしようとしたら、医師は外来に忙殺されて病棟での診療ができなくなってしまう、という真っ当な理由以外に、研修医および常勤医師に、外来研修とバイトが一緒にできるようにしたいという下心もあった。私自身は、この臨床を開始してからまったく変わったのは心理士の使い方である。

子どもの心の診療所では、全発達障害診断の児童の親にペアレント・トレーニングを受けてもらい、それで不足の場合には積極的に親側のカルテをつくり、親子併行治療を行なっている。個別の心理治療を私から依頼をすることはほとんどなくなった。親の側のカルテをつくる割合は診療所全体では二二%、私自身の新患では三割近くになっている。発達障害と子ども虐待は密接に絡み合うことをあらためて実感させられる数字である。自閉症圏の発達障害児の親にとりわけうつ病が多く、さらに迫害体験が加算された場合には、非定型的な双極性障害がきわめて多い。たくさんの患者を診てみればじつは同じパターンなのである。これまでの発達障害臨床においては親が置き去りにされてきた、と私はしみじみ反省することになった。

7　若い臨床家への助言

こんにちの精神科臨床の大きな問題は、じつは他の臨床医学の領域と同じであると思う。研究室で作成されたＥＢＭが中心になっているが、それはさまざまな雑多な要素を削ぎ落として成立するため、究極の複雑系である精神科臨床に合致しない部分を抱える。ＥＢＭの重要さはいうまでもないだが、ＥＢＭと臨床というフィールドワークとのあいだの乖離をつないでいくことが大きな課題となっている。さらに、児童精神医学から見れば、精神医学はこれまで二つの問題が考慮されず構築されてきた。一つは発達障害であり、もう一つはトラウマである。この両者の有無は、治療において決定的な差になるので、この両者を視野に入れた精神医学体系全体の再構築がおそらく必要とされているのである。

発達障害とトラウマとの共通項がもう一つあることにお気づきだろうか。それは分析的な精神療法では、むしろ悪化するという事実である。わが国の臨床心理学もまた変革を求められている。

最後に、若手の臨床家へのアドバイスを伝えておきたい。一つは引き出しをたくさん持つことである。精神分析も、ＣＢＴ（認知行動療法）も、自律訓練も、トラウマ処理も、さらに漢方も、サプリメントも、気功も、バッチフラワーも、みずから試みてみてほしい。若手の医師がプレイセラピーを心理士にオーダーするのを目にするが、やはり若いうちは自分で経験すべきだと思う。一般にどんな対象も、百例を経験すると、いろいろなことが見えてくるものである。臨床における型は重要であるが、それにこだわると柔軟性を失ってしまう。そうすると、究極の複雑系である精神科臨床の変化についていけない。こんにちの子どもの臨床で、時代の変化に対応できないオールドファッションがいまだに少なくないという印象をもつのは私だけであろうか。

次に、年齢制限を設けないという原則である。子どもから大人までフォローアップをつづけることによって、初めて発達障害臨床のみならず子どもの臨床は深みを増す。また、子どももその親も診療ができるようになってほしい。先に述べたように、ＥＢＭにもとづいたフィールドワークこそが、未来の臨床を用意するのだと思う。

さらに、メンタルヘルスへの留意は重要であるが、冒険こそが人生に豊かな学びを与えてくれる。自分の限界を知りつつ、若い臨床家は背伸びをおそれないでほしい。私のささやかな経験が未来を担う方々への参考にいささかなりともなれば、これに勝る喜びはない。

第二章　発達精神病理学の力

I

成人の発達障害——発達障害と精神医学

1　いま、精神科外来で

昨今、わが国の精神科外来で次のような現象が生じていることを、成人を主たる対象とした臨床活動を行なっている何人かの精神科医から聞く。

青年、ときとして成人の発達障害患者が診断と治療を求めて受診するようになった。これは、今日の発達障害の広がりを見れば、うなずけることである。ところが、どう見ても境界性人格障害と思える成人が、自分はアスペルガー症候群（あるいは注意欠如多動性障害）だと自称して受診するようになった。これも、これまで成人の臨床で、幼児期、学童期の状況を丹念に把握してこなかったので、やむをえないことである。境界性人格障害様の患者に対しては、それもあるかもしれないということで納得する。

ところが、確実に統合失調症と思える成人が、他のクリニックで発達障害と診断を受けたと言って受診した、さらに自分のクリニックでは「うつ病」「境界性人格障害」「強迫性障害」「統合失調症」などの診断をした症例が、他のクリニックで発達障害と診断されたとなると、これはただごとではない。

それどころか、自分の外来に受診している統合失調症診断の患者が、処方した薬をきちんと服用しない。これまでにもあったことだからこれは目をつぶるとして、困るのはインターネットで怪しげなグループから勝手なアドバイスを受け、一部のみを服用したり、自分の知らない怪しげなサプリメントを使ったりしているらしい。

この密かに広がる状況は、「成人の精神医学も発達障害の基本的な知識と臨床経験をもっていたほうがよい」といったレベルの問題ではない、何か大きな妙なことが、発達障害というキーワードに絡んで進行していることを示すものである。統合失調症は、精神医学のメインテーマとしてありつづけてきた。今日の状況は、精神医学の根幹にかかわる問題と考えられる。

今日、成人の精神科臨床においても、発達障害に向き合わざるをえなくなった。児童青年精神医学の立場から、発達障害臨床が精神医学にもたらした問題提起について、臨床的な視点によるまとめを試みる。

2　発達障害から発達凸凹へ

今日、大多数の発達障害は多因子遺伝モデルが適合できることが明らかになった。多因子遺伝とは、一つの遺伝的形質がメンデル遺伝というかたちであらわれるのではなく、多くの遺伝子が関与し、その一部は非常に日常的な突然変異を含んでいる。その多くの遺伝子による身体的素因と、環境因との掛け算によって疾患の発現が生じるというモデルである。

ここでいう環境因とはエピジェネティックス（epigenetics）と呼ばれる、遺伝情報がメッセンジャーRNAを介し、酵素の発現に転写される過程で、さまざまな環境の干渉を受け、遺伝情報のスイッチのオン・オフが生じる現象である。この多因子遺伝モデルの場合、遺伝的な素因や環境因は、原因結果という単純な因果律を形成するのではなく、リスクの積算というかたちをとる。たとえば、糖尿病の素因をもつ個人は非常に多いが、糖尿病を実際に発病するものはそのうちのごく一部であるように、素因をもつ者の割合は実際に発現する者の五倍から一〇倍ということが定説となっている（Rutter, et al., 2006）。

このような身体的素因と環境因の掛け算で生じる障害とは、一般の慢性身体疾患と同一の機序である。さらに、糖尿病の素因に肥満が加わったときに発病リスクが五倍になるなど、発病のリスク因子を同定することによって、予防や重症化を軽減させることが、発達障害においても可能である。このような素因とリスク因子との関係を明らかにするための科学が発達精神病理学（Developmental psychopathology）である。児童の精神疾患を、発達に沿って、病理の展開を明らかにし、それによって顕在化や適応障害の発生を防ぐことを目的としている。児童の精神科疾患の発達的過程でしばしば生じる現象が、異型連続性（heterotypic continuity; Reinke, et al., 2008）である。筆者はこれをわかりやすく表現するため、「出世魚現象」と呼んでいる。

ＤＳＭ－Ⅲに始まる操作的診断基準は画期的な意義があった。しかし、操作的診断基準は現症のみを扱うことを徹底したがために、まったく異なった病因の問題を判別できず、とくに児童においてさまざまな問題を抱えることが当初から指摘されてきた。一例をあげれば、注意欠如多動性障害と虐待系多動症候群との識別ができないことである（杉山、二〇〇六）。診断を行なう理由は、治療を組むためであるが、この両者はほぼ同一の症状を示すが、治療はまったく異なるのである。さらに発達における相互作用を明らかにできない。先の素因プラス環境因というモデルにおいて、どのような要因が関与したときに疾患、あるいは症状としての発現が生じるのか、あるいは併存症に展開するのかという、きわめて根本的な問題が示されない。

こうしてみると、カテゴリー診断学を用いた従来の精神科診断学は、発達という視点が完全に欠如していたことにも気づかざるをえない。むしろ、それ以前を含めて、精神医学全体に、大きな見落としが存在したのではないか。

発達障害は、全か無かといった問題ではなく、素因をもつものは、健常児にまたがる一連のスペクトラムを形成していることが近年明らかになった。ここで、素因をもつ健常児・者と疾患レベルに属する者との関係をより明確にするために、発達障害に至らないカテゴリーを発達凸凹（developmental differentiation）と筆者は呼んできた。発達障害と発達凸凹の関係は、発達凸凹に適応障害が加わった状態が発達障害であるとシェーマ化できる。

発達凸凹の一つに教育学の立場から2E（twice exceptional child：二重に例外的な子ども）と呼ばれる子どもたちがいる。この2Eの大半は、じつは自閉症スペクトラムに属する児童で、その割合は、全人口の一〜二割にもなるのではないかと考えられる。世の天才や偉人にこのタイプは多いことが指摘されるようになった（Fitzgerald, 2005; James, 2006）。筆者は自閉症スペクトラム系の発達凸凹のレベルで、適応障害を来していない群をA型（Adjustable type）、適応障害の有無の境界にいる群をO型（Odd type）、およびB型（Bothersome type）、迫害的になった群をAB型（Abused type）と分けたらよいのではないかという提言をしたことがある（杉山、二〇〇八b）。この後の議論は、ここでいうA型の発達凸凹も広義の発達障害に含めて論じる。

3　成人の高機能自閉症スペクトラム障害

表2－1に高機能自閉症スペクトラム障害五五〇名に認められた精神医学的問題の一覧を示した。このうち、一八歳以上のものは一〇一名（男性六七名、女性三二名：平均二七・三±九・一歳）である。うち既婚者二六名である。

一〇一名の現在の状況を表2－2に示す。この一〇一名は、じつは二群に分けられる。一群は児童年齢に受診し、その後もフォローアップをつづけて成人年齢に至った七二名であり、もう一群は成人

表２−１　高機能自閉症スペクトラム発達障害に認められる精神医学的問題の一覧

	N	%
気分障害	94	17.1
不登校	68	12.4
解離性障害	47	8.5
強迫性障害	30	5.5
統合失調症様病態	15	2.7
行為障害、犯罪	37	6.7

表２−２　18歳以上の現状

	大学・大学院	専門学校	企業就労・パート	福祉作業所	主婦	在宅	合計
男性	11	1	32	3	0	20*	67
女性	4	0	12	2	15	1	34
合計	15	1	44	5	15	21	101

*昨年度からの不況で失職をした２名を含む。

年齢で初めて診断を受けた二九名である。後者は市民病院の院長から紹介をされて受診したレジデント（ちなみに、たしかにA型アスペの方であった）といった例外はあるが、大多数は子どもの相談から、その父親・母親になんらかの精神科的問題が生じ、カルテをつくったという場合である。

つまり、自閉症スペクトラム系の凸凹レベルであれば、もっと多くの親がその範疇に入り、この三〇名弱は、ごく一部にすぎない。このうち、心療内科を含む精神科への未受診者はじつに三名のみで、うつ病、統合失調症、対人恐怖、社会不安障害、境界性人格障害、強迫性障害、摂食障害など、多彩な診断をすでに受けていた。うつ病、強迫性障害、摂食障害などはしばしば認められる併存症であるため、誤診とは言い難いのであるが、いずれも発達障害について指摘されたことはなかった。

さて、これらの成人例を中心に、先の全体の併存症一覧で示したなかで、気分障害と統合失調症様状態について取り上げてみよう。

(1) 自閉症スペクトラム障害と気分障害

自閉症スペクトラム障害にうつ病が併存しやすいことは、これまでにも数々の指摘があった。さらに、家族にＡＳＤ診断ではなくとも気分障害をもつ者が少なくないことが指摘されており(Ghaziuddin et. al., 2002：並木ら、二〇〇六)、この両者は内的な関連をもつのではないかと指摘されてきた。それは、セロトニン系の脆弱性という問題である。自閉症スペクトラム障害に見られる気分障害は、年齢が上がるにつれ増える傾向が認められ、一八歳以上の対象では一〇一名中実に五三名(五二%)に気分障害の併存が認められたのである。この気分障害において、双極性障害が少なからず認められることは、棟居(Munesue, et al., 2008)によって指摘された。筆者の経験でも、双極性障害は少なからず認められる。しかし、その大多数が、タイプでいえば継続的なうつのなかに、躁のエピソードが挿入される双極Ⅱ型に属する。

具体的な数字を示す。一〇一名中、気分変調性障害のレベルの者が一四名、二三名が大うつ病、一六名が双極性障害で、うち双極Ｉ型と診断される者は三名のみである。ただし、平均年齢を見ると、抑うつなし二〇±一・八歳、気分変調性障害二五・五±三・五歳、大うつ病三七・〇±一〇・五歳、双極性障害三三・八±六・九歳と有意に（$f(3) = 45.5, p < .01$）年齢があがるにつれ気分変調性障害から大うつ病、もしくは双極性障害に発展する傾向が認められる。

また、大うつ病と双極性障害は、どうやら年齢的な要因以外の問題が絡んでいると推察される。臨床的には、児童期から双極Ｉ型を示す自閉症スペクトラム障害は、重度の知的障害をともなう自閉症に比較的多く認められ、児童から双極性障害を示す高機能自閉症スペクトラム障害は散見されるが、その大多数が双極Ⅱ型あるいはその他の双極性障害に属する。ここで具体的な比較のため、それぞれ成人の大うつ病の症例と、双極性障害の症例を短く紹介を行なう。

【症例１】 初診時三五歳、女性、ＡＳＤ・大うつ病

幼児期から対人関係は苦手で、場の雰囲気を読むことができず、友人は少なく、孤立していた。においの過敏性がいまもある。両親からもあまりかわいがられたという記憶がないという。小学校年代にいじめを受けた。高校卒業後仕事につき、職場で知り合った男性と結婚した。彼女は片付けが極端に苦手である。ちなみに夫もアスペ系の人である。

子どもがいずれも高機能自閉症スペクトラム障害ということで、筆者による定期的なフォローアップを受けていた。気分の落ち込みは以前からあったが、三二歳を過ぎたあたりから気分の落ち込みのある時期があり、三五歳のとき涙が止まらなくなったということで相談を受け、カルテを作成

した。きっかけとしてはとくに思い当たることはないというが、末子が小学校入学したことが一つの契機だったようであった。

自閉症スペクトラム障害とうつ病と診断し、フルボキサミン二五ミリグラムを服用した。抑うつは速やかに軽快し、一年間で服薬は中止した。その後、子どもたちの学校でのいじめ、夫の病気など、さまざまな問題が次々に生じたが、服薬なしで問題なく生活を送っている。ちなみに、子どもの一人はクロミプラミンの服用で躁転し、アスペルガー障害と双極性障害と診断を受けているが、こちらも現在のところ、服薬なしでとくに問題なく生活を送っている。

【症例2】 初診時三七歳、女性、ＡＳＤ・双極性障害

彼女の母親は気分の上下が著しく、幼児期には親からの激しい体罰があったという。また、男性のきょうだいに統合失調症診断で長年治療を受けているが、寛解に至っていない者がいるという。

幼児期から対人関係は苦手で消極的であり、また周囲の雰囲気を読むことが困難であった。孤立しがちで、学校を通していじめを受けた。高卒後、仕事につき、職場で夫に知り合い結婚した。子どもが生まれてのち、抑うつに陥った。子育ての過程で子どもに対して、虐待といわざるをえない体罰を繰り返した。三二歳ころクリニックを受診し、うつ病の診断で治療を受けたが、その後、気分の上下が著しくなり、また多弁、強引で精力的な行動が目立つようになった。夫によれば、このころから性格が変わったという。しかし、ときどき寝込んでしまう時期があり、そんな折りには数週間、寝たきりになることもあった。

子どもたちが小学校年代になると、パニックの頻発を生じるようになり、小児センターを受診し、いずれも高機能自閉症スペクトラム障害と診断された。子どもたちの治療経過のなかで、母親である彼女の躁うつエピソードが明らかになり、これまでのクリニックから紹介状をもらい治療を開始した。ちなみに紹介状には、うつ病、境界性人格障害とあった。

気分調整剤に切り換えを行なったが、炭酸リチウムのみでは気分の上下は止まらず、カルバマゼピンの併用でいくらか軽快が得られた。しかし、過去のトラウマに対してフラッシュバックが頻発するようになり、対フラッシュバックのための漢方薬を服用し、さらにトラウマ処理を行ない、気分の変動はようやく軽減した。因果律がどちらに向くのかよくわからないが、おそらくフラッシュバックがとくに躁的なエピソードの引き金となっているのではないかと推測された。

ちなみに彼女のきょうだいも、そして患者の母親も、気分の上下と、他者の気持ちの読み取りができないなど対人関係の問題を有し、加えて興味の限局が認められるという。

症例1と症例2の違いはなんだろうか。症例1も症例2も発達凸凹の基盤に、精神科疾患が重なった、衣笠ら(二〇〇七)のいう重ね着症候群である。症例1にしても、SSRIの使用をつづければ躁転を起こした可能性が十分にあることは、子どもがそのような状況を生じていることを見れば十分に可能性がある。おそらく用いたSSRIの量が少量で有効であったため、また継続的な服用を行なわなかったため、それ以上の病態の変化を来すことなく大うつ病の病状のみで終息したのであろう。また、抑うつの程度も重症ではなく、単極性のうつ病の治療経過を示した。

症例2の場合は、それに対し、当センターでの治療が始まるはるか以前から気分変動が生じていたものと考えられる。症例2において際立っているのは、彼女自身の子ども虐待の既往である。幼児期や学童期の状況がわからないものが少なからず含まれているが、双極性障害を示した一六名について見ると、少なくとも九名において子ども虐待の既往があった。もう一つ注目すべきは、症例2の肉親に、統合失調症診断の者がいることである。彼は本当に統合失調症なのだろうか。この問題については次にとりあげよう。

あいち小児センターは、子ども虐待の治療センターでもある。子ども虐待臨床からのデータを提示する。子ども虐待の治療経過のなかで、必要に応じて親の側にカルテを作成した一三六名の親のうち、気分障害が一二〇名であった。このうち双極性障害を示す者は三一名に上る。三一名のなかで発達障害が認められる者は一三名で、内訳は高機能自閉症スペクトラム障害九名（つまり、このグループの親とは、高機能自閉症スペクトラム障害で双極性障害を示し虐待の既往があった成人と完全に重なる）、アダルトＡＤＨＤ三名、精神遅滞一名である。アダルトＡＤＨＤのうち二名は薬物依存の既往がある。発達障害といっても単一の問題ではないが一％水準の有意差が認められ（$\chi^2(1)=8.15, p<.01$）で、発達障害の既往の者に双極性障害が多く見られることが示された。

つまり、もともとの発達障害に虐待が加わったときに、双極性障害が生じやすいのではないかと考えられる。ただし、保留が必要である。この三一名中一九名が性的虐待もしくは性被害の既往がある。性的虐待、性被害の既往ということでいえば、自閉症スペクトラム障害において二名、アダルトＡＤＨＤおよび精神遅滞の四名全員に認められる。つまり、自閉症スペクトラム障害においては性的虐待の既往がない者が含まれることがむしろ特徴ではないかと考えられる。

この性的虐待の既往をもつ者において、重度の解離性障害を併存する者が少なからずおり、三一名中発達障害の既往をもたない三名に解離性同一性障害が認められる。重症の解離を主症状とする複雑性ＰＴＳＤ（Herman, 1992）あるいはＤＥＳＮＯＳ（van der Kolk, 1966）においてしばしば見られる感情の抑圧と噴出は、臨床的には極端な気分変動と同一であり、非定型的な双極性障害類似の状態を示すことが少なくない。発達精神病理学的にこの原型となる症状とは、子ども虐待の、とくに学童期の子どもたちに普遍的に認められる、多動および気分の高揚であり、解離を背後にもつハイテンション（杉山ら、二〇〇二）であると考えられる。

これは臨床的には逆に、従来、双極性障害と診断をされたなかに、一つは発達凸凹の者を含む自閉症スペクトラム障害の既往をもつ者と、性的虐待の既往を代表とする複雑性ＰＴＳＤを抱える者が、共に含まれていることを示唆する。この点が先に保留が必要と述べた理由である。

一連の双極性障害臨床のなかで、最近において注目をされているグループが重度気分調整不全症（sever mood dysregulation：SMD）（Brotman, et al., 2006）である。これは病態としては双極性障害類似の気分変動があるが、双極性障害よりもむしろＤＥＳＮＯＳに近縁がある可能性が高いグループである。いまだに決着がついていない問題であるが、重度の虐待体験という強烈な脳への慢性的刺激にさらされた個体において、海馬、扁桃体、帯状回などの記憶や感情の中枢に異常が生じ、その一部は気分変動のかたちをとると考えれば、自閉症スペクトラム障害に加えて被虐待の既往がある者に、双極性障害類似の病態が生じやすいことはうなずけることである。また、若年から双極性障害類似の強い気分変動の臨床像を呈する自閉症スペクトラム障害が、知的障害をともなった自閉症に比較的多く認められる理由も、知的障害をともなった自閉症において、生物学的な感情調整の不調と、知覚過敏性や愛着の障害といった、強烈なトラウマにさらされつづけるのと同等の体験世界のなかに生きていることを考えれば了解できることである。

このSMDを双極性障害に加えるべきかどうか、少なくとも児童精神医学のレベルでは決着がついていない。しかし、成人に至った症例において、気分調整剤の治療と、対フラッシュバックの治療が必要であることは、症例2を見れば明らかである。

(2) 自閉症スペクトラム障害と統合失調症

とくに高機能自閉症スペクトラム障害において、多彩な併存症が認められ、それらは重症の緘黙、摂食障害、強迫性障害など多彩であることは、これまでにも指摘してきた。つまり、従来の精神医学においてシゾイド（schizoid）と呼ばれていた人格傾向は発達凸凹を含む、自閉症スペクトラムと読み換えて、ほぼ問題はないものと考えられる（杉山、二〇〇八a）。さらに統合失調症型人格障害の一部にも、自閉症スペクトラム障害が含まれていることは疑いない。

さてそれでは、統合失調症そのものはどうなのだろうか。有名な統合失調症症例のなかに高機能自閉症スペクトラム障害とも考えられる症例が散見され、またかつて統合失調症の精神病理に関する記述は、統合失調症よりもむしろ高機能自閉症スペクトラム障害によく適合するものがあった。筆者はブランケンブルクの名著『自明性の喪失』に登場するアンネ・ラウの症例を検討してみた結果、高機能自閉症スペクトラム障害を基盤にもつ症例と考えられることを指摘した（杉山、二〇〇二）。

表2－1において、統合失調症の診断基準を示した高機能自閉症スペクトラム障害は一五名（男性一二名、女性三名）であった。いずれも青年期の症例である。この一五名について検討してみると、被害念慮は一五名全員に認められたが、いじめなど現実の迫害体験を一五名全員が受けていた。全員において幻聴様訴えがあった。しかし、そのうち九名は一見幻聴様であるが持続時間がきわめて短く、フラッシュバックであることが明確であった。統合失調症特有の病理という視点から検討してみると、コンラッド（Conrad, 1971）のいうアポフェニーは一三名に認められたが、アナストロフェまで至った者は皆無であった。一五名中五名に生活の著しい退行が見られ、当初筆者は、これらの症例は高機能自閉症スペクトラム障害から統合失調症の併存が見られた症例と考えていた。しかし、継続的に経過を追っていくと、うち四名は急速に改善が見られ、著しい退行が認められた残り一名も、数年をかけて徐々に改善するのが認められ、典型的な統合失調症の経過とは異なることが明らかになった。

症例を紹介する。もともとこの症例は、高機能自閉症スペクトラム障害に多重人格の併存が見られた症例として、筆者はフォローアップを行なってきた青年である。

【症例3】 二四歳、男性、高機能自閉症
家族歴に特記すべき問題はない。三歳で自閉症の診断を受けた。母子通園施設にて療育をスタートし、保育園で言葉が急速に伸びるようになって、通常クラスに入学した。
彼は、すでに小学校一年生ころから作文に兄が登場している。ちなみに彼は長男で、兄は存在し

ない。小学校五年生ころになると、明確な他人格、もう一人の僕が出現するようになった。中学校特殊学級に進学したころには、もう一人の僕とのあいだの葛藤がもっとも激しかった時期で、指令を受け、それに対し喧嘩をしたりもしている。またこのころには、頻々と自動書字が認められ、もう一人の僕から「いじめに遭いたくなかったら、○○は徹底的に無視しろ」といった指示が、自動書字によって書かれていた。

養護学校高等部に進学したころから、もう一人の僕と彼自身とのあいだに適切な距離が保てるようになった。その後、彼は大企業に就職し、問題のない就労をつづけていた。そのころには、もう一人の僕は何かと彼の相談相手になっており、たとえば彼が、高卒の同僚とのつきあいに苦労し、「もう辞めたい」と愚痴ると、もう一人の僕からは「せっかく大企業に勤めたのだから、もったいないので頑張れ」と励まされているといったことが報告されていた。

二二歳を過ぎて軽度の抑うつが生じ、フルボキサミン二五ミリグラムを断続的に服用した。この状況が軽快したと思われる二三歳を過ぎたころから、唐突に幻聴を訴えるようになった。「自分を操ろうとする奴がいて、自分をおちょくってくる」という。一年以上前からときどき聞こえていたという。もう一人の僕ではないのかと尋ねると、明確に否定し、もう一人の僕も「あいつの声に惑わされるな、無視しろ」と励ますそうである。リスペリドン一ミリグラム以下のごく少量の抗精神病薬の服用で声は遠ざかったが、完全に消えてはいないようである。会社での仕事に関して、この抑うつの時期も幻聴が生じたあとも、問題なく働けているようである。

この症例を、どのように考えればよいのであろうか。彼は抑うつの前後に、中学、高校のころのいじめ体験のフラッシュバックに悩まされた時期があり、数回のＥＭＤＲ（Shapiro, 2001）によって軽快を得た。時期的には、幻聴はその前後から生じていたものと考えられる。

臨床で出会う症例には、さまざまな組み合わせが認められる。先の症例２のきょうだいもその一例である。現在外来でフォローをしている軽度の知的障害をともなう自閉症の子どもの母親は、統合失調症と診断されている。しかし、彼女は本当に統合失調症なのだろうか。父親の話では、定型的ではないので、これまでの治療には難航してきたという。この方は大量の抗精神病薬を継続的に服用しており、治療の見直しをするとなると、入院治療下でなくてはリスクが高い。このような例を散見するのであるが、この方のように、すでに長年の治療を経ている場合、その対応を子ども病院の外来で行なうのは困難が大きい。

４　成人のＡＤＨＤと子ども虐待後遺症

成人のＡＤＨＤが存在することは疑いない。筆者自身を含めて、多動系の人間は自分の周りにもたくさん存在するからである。しかし、一般にＡＤＨＤの場合、児童精神科外来で成人年齢までフォローアップする例はそれほど多くない。二次的な問題に展開していかないかぎり、落ち込みやすいところや、また不注意が残遺していても、社会的な適応にそれほど大きな問題を残さないことが多いからである。ところが、これに子育て不全が加わると、にわかに適応が不良になる。しかし、このような症例は、多動そのものが生来のものか、虐待によって生じた二次的なものかの判別が非常にむずかしい。すでに成人になっている症例の場合、自閉症スペクトラム障害以上に基盤となる問題のニワトリが先かタマゴか先かは判然としないことが多い。精神科外来への受診歴がある場合には、気分の上下をともなった境界性人格障害と診断されていることが多いように思う。

すでに述べた、虐待臨床のなかで、親の側にカルテをつくった症例のうち、ADHD診断の二例を紹介する。

【症例4】 三三歳、女性、アダルトADHD、双極性障害

この症例は、子どもの治療経過のなかでカルテをつくる必要性が生じて、治療が開始された。ちなみに子どもは、チックをともなった注意欠如多動性障害である。

患者は幼児期から多動で、興味に従って突進する傾向があった。一歳を過ぎたころから多動が目立ち、両親はたいへん苦労して育てた。道路への飛び出しで交通事故になりかけたこともあるという。一方、患者の側からは、両親は多忙で、患者は幼児期に親からの十分な世話を受けなかったと述べる。また出来のよいきょうだいと差別を受けて育ったという。自分の要求が通らないと衝動的に乱暴することがあった。小学校高学年ころから徐々に落ち着いたという。しかし、「うっかり」が多く、忘れっぽいので、徐々にスケジュールを非常に気にするようになった。

集団行動は問題がなく、成績はふるわなかったが、なんとか高校を卒業した。高校で万引きをして捕まったことがあるという。それ以後は懲りて非行はない。二〇歳で結婚し、子どもができた

が、二九歳で離婚した。その子どもは幼児期から多動で、さまざまなトラブルがあったが、小学校高学年になると学校での不適応が目立つようになり、当センターへ受診した。初診のときに、その子どもの忘れっぽいことが許せずに、母親である患者が体罰を繰り返していることが明らかになり、カルテを作成した。

治療開始後、患者が小学校年代の記憶がごっそりと欠落していることが明らかになった。また、スケジュールのこだわりは「予定を忘れてしまうので、それを書き出しておくのだが、それに沿って生活しないと忘れると思い、少しでもスケジュールからずれることを恐れてしまう」という。子どもがスケジュールを乱すので、患者は激怒し、自分でもあとで記憶が飛ぶような衝動的な体罰を繰り返していたのである。患者はまた、自分の過去を見るようで子どものさまざまな失敗や、不適応行動に対しても、毎日のように激しい体罰を加えていたことが明らかになった。

患者に対して生育歴のつくり直しをしながら過去のトラウマ処理を行なった。これは容易な作業ではなかった。患者は小学校卒業時に、それまでの写真を全部焼いてしまったという。患者のきょうだいに写真を提供してもらい、それを手がかりに記憶を引き出し、そこから先はＥＭＤＲを用いて、解離を生じないで想起するという作業をつづけた。

そのなかで、小学校中学年で火遊びからボヤを出し大騒ぎになった事件など、さまざまな事件が思い起こされ、徐々に小学校年代の記憶がつながるようになった。彼女の問題行動に対して、両親と祖父が激しい体罰を加えていたことが明らかになったが、一方患者も、祖父を故意に怒らせることを繰り返すなど、反抗挑戦性障害の状態であったことが判明した。

これらの治療によって、娘に対する虐待的な対応は劇的に改善したが、一方、今度は気分の上下が逆に明確になってきた。軽度の強迫および軽度の摂食障害もいまだに併存している。フラッシュバックもあるので、桂枝加竜骨牡蛎湯二・五グラムを服用し、いくらか安定した状態を得られた。

この症例は、もともとＡＤＨＤの既往をもつことは疑いないであろう。それに虐待とまでいわずとも、少なくとも子育て不全が加わった症例と考えられる。現在の状態で、ＡＤＨＤ不注意優勢型の診断基準を満たすが、問題は解離が存在することである。解離の存在によって、ＡＤＨＤの診断基準の不注意項目が陽性になることは、以前われわれが指摘したことである（Endo, et al., 2006）。では、次の症例はどうだろうか。

【症例5】 二七歳、女性、アダルトＡＤＨＤ薬物中毒・境界性人格障害

両親は患者が二歳のとき離婚した。母親はすぐに再婚したが、義父からの激しい体罰があったという。幼児期から落ち着かず、後先を考えず衝動的に行動するところがあった。その一方で、暗いところを異常に怖がるなど不安になりやすいところがあった。勉強は苦手で、小学校高学年から授業に付いていけなくなった。小学校高学年で、万引きなどがあった。

中学では不登校になり、中三で情緒障害児短期治療施設（情短）へ入所した。一五歳で退所し、その後一六歳で初婚、すぐに離婚し、一九歳にて再婚したが夫からのＤＶがあり、二三歳で離婚、二六歳で再々婚したが二七歳でまた離婚した。それぞれの夫とのあいだに設けた子どもが計四人い

る。子どもの多動や、衝動的な問題行動によって受診し、患者みずからの希望で患者にもカルテを作成した。子どもたちは祖母が主として養育してきており、長男はＡＤＨＤの診断基準を満たすが、解離症状もあり、反応性愛着障害も認められる。

患者は、一五歳から一六歳、一八歳から一九歳と週二日以上と習慣的にシンナーを用いていた時期があり、その後、睡眠薬の依存症、さらにアルコール依存もある。不眠、抑うつ、気分の変動、衝動的乱暴や衝動的な行動傾向、被害念慮、他者への操作傾向、自傷、自殺未遂などが認められ、子どもへのネグレクト、身体的暴力もつづいている。長男はそのため、かつて母親が入所した情短に入所した。親子二代の入所は初めてであるという。患者への治療はなかなか継続せず、少しつづいて切れることを繰り返している。それ以外の子どもたちは祖母が養育している。ちなみに、長男もＡＤＨＤの診断基準を満たすが、入所しての状況は比較的落ち着いており、服薬なしで経過している。

この症例もまた、現在の状態でＡＤＨＤ混合型の診断基準を満たす。しかし、同時に解離、抑うつ、気分の変動、自傷、薬物依存などが同時に見られ、もし診断を当てはめるとすると、複雑性ＰＴＳＤとして知られる症状群がもっともよく患者の状態に合致する。また、これらの症例は児童期において、先のＳＭＤに含まれることもまた疑いない。

病因をめぐる議論を棚上げすれば、この症例の患者にしてもＡＤＨＤの症状を幼児期に示していた。欧米からのレポートを丹念に見ると、ＡＤＨＤにおける子育て不全の問題は、いずれも過半数において存在している。成人のＡＤＨＤは、そのような成人が存在することは疑いないが、幼児期からもう一度、発達歴を辿り直し、その生来の問題とその後の環境因による修飾を分けるという地道な作業を必要としている。

5　臨床的視点からの整理

これまで述べた諸点から浮かび上がるのは、気分障害や統合失調症という診断のなかに発達障害を基盤にもつ場合が、少なからず混在しているという事実である。正直なところ筆者は現在、うつ病や統合失調症とは何なのか、すっかり混乱してしまっている。筆者はこれまで、児童や青年の臨床のなかで、統合失調症はその本格的な発症前の状態において診断が十分に可能と考えており、また実際に超早期の診断と対応を実践してきた。

そのさいに、もっとも有効な手がかりと考えてきた症状は周囲の変容感である。だが、いわゆる初期統合失調症レベルの病態において、発達障害、とくに自閉症スペクトラム障害が基盤にある場合に、横断的な症状レベルでは初期統合失調症の症状を示し、統合失調症への突入に至らず、比較的速やかに軽快をする、あるいは足踏み状態を行き来する青年を、最近になって何度も経験するようになり、統合失調症診断に関する確信が揺らぐようになった。

これは臨床精神科医としてのアイデンティティにかかわる状況である。発達障害が基盤にある場合、従来とはいくらか異なった対応をするほうが無難なのではないかと、現在は考えている。

臨床的に重要と思われる点をまとめておきたい。

第一に、発達障害の可能性を見逃さないためには、生育歴をしっかりとるということに尽きる。本人のみならず、親や、子どもの様子も確認することが望ましい。とくに高機能自閉症スペクトラム系で凸凹レベルの場合、他者を完璧に取り込むことで社会的機能の代償をはかるので、まったく表面的には問題がないという場合が少なくない。とくに女性である。発達障害は高い素因をもつため、親族に関する情報が非常に有用なものとなる。

第二に、トラウマ歴の有無である。子ども虐待、DVの既往、そしてとくに女性において性的虐待、性被害の有無。性的虐待や性被害は、予想以上に多いものである。これらのトラウマの問題と発達障害とは相互に絡み合い、臨床像に少なからぬ影響を与える。トラウマが絡む症例の場合、トラウマの治療を優先に行なう必要がある。

高機能自閉症スペクトラム障害症例で、双極性障害と、激しい虐待にもとづくフラッシュバックが共に見られる成人男性で、統合失調症という診断であった。この患者の被虐待にもとづく被害念慮はときとして注察感として訴えられた時期もあり、フラッシュバックが幻覚として受けとられた可能性がある。この男性は、ＥＭＤＲによる過去の虐待をめぐるトラウマの処理が終わったところ、躁うつ病の病相が明確になったのであった。臨床症状をきちんと見るかぎり、統合失調症という二重の誤診がなぜ生じたのか首をひねらざるをえないが、トラウマにもとづく修飾が加わったときには、横断的な診断では十分に病態を把握できないことを示唆しているのではないだろうか。

第三に、その症状の把握である。単相性のうつ病か、双極性障害かという問題は、発達凸凹の基盤がある場合には、長期的に後者に移行する可能性をつねに念頭に置いて治療的対応を行なう必要があると考えられる。先に述べたＳＭＤはＡＤＨＤとも虐待とも関連が指摘されている。これらの成人症例において、抗うつ薬の使用は非常に慎重に行なわなくてはならないだろう。また、幻覚と安易に決めつけずに、フラッシュバックの可能性をつねに考える必要があるだろう。幻覚は持続的な現象であるのに対し、フラッシュバックは一瞬の出来事であるという時間的な違いが、もっとも容易な鑑別点であるが、そもそも薬剤抵抗性が高い幻覚はフラッシュバックである可能性が高いことは、中井久夫（二〇〇四）や神田橋條治（二〇〇七）が指摘してきた重要な臨床的知見である。

最後に、薬物療法についてであるが、発達障害の基盤がある場合には、少量処方を心がけることが大原則である。一般の精神科診療で用いられるよりもごく少量の組み合わせが安全であり、また有効である。使用量は、抗精神病薬も抗うつ薬も気分調整剤も、まずは最低容量の錠剤の半錠からスタートするのを筆者は原則としている。筆者の臨床経験のなかで、自閉症スペクトラム障害の成人におけるうつ病に躁転がそれほど起きなかった理由は、この少量処方によるのではないかと考えられる。フラッシュバックに対して有効な薬物治療は、筆者の経験では漢方薬の桂枝加芍薬湯と四物湯のいわゆる神田橋処方以外に見当たらない。ＥＭＤＲは有効であるが、幻覚様にまで内在化したフラッシュバックの処理は、さまざまな工夫を要するようで、筆者自身、試行錯誤の只中にある。それにしても、神田橋（二〇〇七・二〇〇九）の慧眼には敬服の念を禁じえない。子どもの臨床の延長に、よたよたと辿り着いた問題を、成人中心の臨床のなかで神田橋がすべてすでに指摘していることに今回、あらためて気づいた。

6　おわりに

さて、カテゴリー診断学は画期的な意義があった。しかし、これまでの診断学体系には明らかに二つの欠落があった。一つはトラウマの軽視であり、もう一つ根源的な問題は発達障害とその関連する病態に関して、十分に把握ができていなかったことである。おそらく、統合失調症の診断を受け、しかし治療の進展が不十分な非定型例において、発達障害の見逃しは少なくないのではないか。統合失調症から発達障害とトラウマを除くと何割が残るか。筆者はかつて、統合失調症診断の三割程度は誤診が含まれるのではないかと考えていた。ところが、成人精神科臨床に従事する複数の友人から、統合失調症のほうが三割程度ではないかと最近になって聞くようになった。

もう一つ。力動精神医学もまた見直しを迫られている。言い間違い、転移、取り込み、投影など、防衛メカニズムとして括られてきたが、少なくともその一部はフラッシュバックである。否認とはトラウマへの怯えであり、解離はトラウマの切り離し、タナトスをはじめとする自己破壊衝動は否定的認知のフラッシュバックにほかならない。象徴性自体は言語機能における隠喩、換喩のはたらきそのものが象徴性を担うことが近年の発達言語認知学で示された。力動精神医学から、発達障害とトラウマを除くと、はたして何が残るのであろうか。

一つ確かなことは、今後の精神科臨床に、発達障害の経験とトラウマへの対処技法が必須になるということである。われわれは百年に一度の、精神医学大系の変革期に立ち会っているのである。

II タイムスリップ現象再考

1 タイムスリップ現象とは

自閉症スペクトラム障害の児童・青年が突然に過去の記憶を想起して、その出来事があたかもつい先程のことのように扱うことがある。その出来事は数日前から、場合によっては十数年前のこともある。自閉症にこのような特異な記憶想起現象が認められることは、自閉症に長年接している者には周知のことであり、稀代の臨床家である故石井高明によって一九六〇年代にすでに記載されていた。

しかし、この現象を正面から扱った研究は筆者の報告（杉山、一九九四）まで、ほぼ皆無であり、他には栗田広（一九八七）によって言及されたのみであった。筆者はこの現象を、患者があたかも突然過去に横滑りしたかのように振る舞うので「タイムスリップ現象」と命名した。この名前には由来がある。

　筆者は、フィリップ・K・ディックを愛読していた一時期がある。ディックは生涯を通じて現実とは何かを追究した作家である。彼の作品には自閉症がしばしば登場するが、診断としては疑問が残るものが多い。自閉症の登場する作品に「火星のタイム・スリップ」というSF小説がある。この小説では、主人公の少年は未来が見えてしまい、その未来の映像に圧倒されて身動きがとれなくなってしまう。自閉症のこの現象を記載するにあたって、ディックのこの小説が私の念頭にあった。ただし、現実の自閉症児は、ディックの作品とは逆で、過去に縛られつづけるのである。

　この現象を説明しようと悪戦苦闘する過程で、外傷体験（トラウマ）にしばしば認められるフラッシュバックにきわめて類似していることに気づいた。回想というよりも、映像的再現をともなう、むしろ再体験に近いものであることも同一である。重症の自閉症の体験世界とはトラウマの塊りのような世界である。しかしながら、トラウマによるフラッシュバックと異なって、稀ではあるが楽しい記憶と思われる事柄にもタイムスリップが存在した。私は、この現象の検討のなかで、自閉症圏の人びとの体験世界が、通常のわれわれの世界とはかなり異なること、とくに記憶のあり方や意識のあり方そのものが異なる部分があり、タイムスリップ現象と結びついていることに思い至った。

　自閉症にとって、これから生じることの類推、未来の把握など、実行機能として総括される課題が非常に困難ということは、心理テストで起承転結を類推する能力の弱さや、予定を柔軟に変更する能力の障害によって示されていた（Ozonoff, et al., 1991）。自閉症の意識世界の構造においては、自己意識の形成不全をともない、また他者と共有された自己の歴史性の成立が難しい。このような意識自体の構造のなかで、未来の事象の把握に困難を来すことは当然であり、また過去の出来事についても、共有された時間の流れのなかに位置づけられた体験としてではなく、他者と共通の時間軸を欠くものとならざるをえない。こうした体験記憶は、おそらく一般的な海馬記憶とは異なった貯蔵が行なわれていて、意識のなかにランダムに流れ込むことになり、またある状況が偶然過去の状況と重なり合ったときに、一回だけの遠い過去の再現といったことも生じうる。

とくに高機能自閉症青年のなかには、絶えず過去のフラッシュバックが意識に割り込み、現在と過去とのモザイク状の体験をもつ者が存在することにも気づいた。ウィリアムズ（Williams）の自伝、とくに『こころという名の贈り物』（Somebody somewhere, 1994）を読んで、現在と過去とのモザイク状の記述に、これが自閉症経験なのだと確信を深めた。

2　タイムスリップ現象の臨床的意義

この現象を報告した当初は、自閉症の突然に生じる想起パニックを説明できる手がかりになるといった程度の認識であった。だがしだいに、この現象のもつ重みが筆者自身にも見えるようになった。たとえば、自閉症児に対する強力な行動療法的療育を行なうことで高名であったある療育教室の卒業生たちにおいて、一〇年以上を経た青年期に至って高率に想起パニックの頻発が生じていた。いまから振り返ると、強力というよりも体験世界を無視した強引な療育であったことが明らかなのであるが、自閉症の敏感さや過敏性を無視した対応は、そのときには副作用もなんら見られず、成果をあげたように見えても、数年後、ときには十数年後に想起パニックやタイムスリップ現象の頻発というかたちで重篤な副作用が生じるのである。また、高機能児の場合には、激しいいじめ体験を受けることが、とくに未診断のグループに少なくない。その時点では比較的ケロッとして反応が乏しいにもかかわらず、現実にはいじめが収束したはるかあとに、強烈なフラッシュバックが連続し、その後の対人関係を著しく歪めてしまう（多田ら、一九九八）。

一九八〇年代にあれほどたいへんであった自閉症の青年期パニックは、こんにち臨床の場で見ることが非常に少ない。振り返ってみると、あの荒れた青年たちは、主として学校場面で受けた不適切な対応の副作用がタイムラグを経て現われていたことが明らかである。その軽減は、わが国の教師たちが自閉症について真摯に学び、TEACCHプログラムをはじめとした自閉症の体験世界に沿った対応をとることができるようになった成果である。

このフラッシュバックはチックにも類縁がある。チックにしばしば認められる汚言症は、ときとして実際に言った言葉、言われた言葉の反復であることが多い。さらに筆者が行為チックと呼んでいる現象がある。自閉症児が過去の一連の場面をそのまま再現してみせるという現象である。母親の表情など他者の表情や、テレビドラマの一場面などについても、突然再現することがある。タイムスリップ現象を頻発させているある高機能児が突然奇妙な表情を示したので理由を問うと、いま（自分が）嫌なことを言って家族が不快な表情をしたことを思い起こしたためと説明した。

感情的体験が引き起こされたのに似た場面において、知覚された他者の表情をそのまま反復しているのである。同様に怒ったときに、人が怒っているテレビドラマの一場面を突然に自閉症児・者が再現してみせることもある。さらに教師から叱責を受けたあと、その場面を自宅に帰って一人二役で教師と生徒（自分）を演じて再現してみせることもある。この「行為チック」の背後にもタイムスリップ現象があることは疑いない。チックとトラウマとの関連への言及はなぜかきわめて少ない。自閉症スペクトラム障害に広く認められるファンタジーへの没頭は、一方で解離に、一方でこのような行為の再現というかたちのチックにつながるのである。

さて、このような不快体験の集積の終着駅は、他者からの一切の刺激が不快体験の貯蔵庫を開き、不快記憶が瞬間解凍で再現されるようになった状態である。つまり、この状態に至ると、そこに他者がいるというだけで不快記憶を引き出す引き金となってしまう。そこで生じるパニックが、さらに不快記憶として貯蔵されるという悪循環が形成されることになる。これこそ強度行動障害の完成にほかならない（杉山、一九九八）。

タイムスリップ現象によって、筆者はいままで不可解であった引き金刺激によるパニックという現象に関する謎が解けた。

ある知的障害をともなった自閉症青年は、扇風機が立っている状態でパニックを起こした。彼は擦過音に対する著しい聴覚過敏性を抱えており、扇風機があるときに彼の嫌いな音を出したものと考えられた。その後、扇風機が立っているのを見ると、それによってタイムスリップが生じ、たとえその扇風機が不快音を出していなくても、出しているのと同じ状況になるのである。

このように、知覚過敏性の問題は、当初は生理学的な問題であるが、徐々に鍵刺激によって不快記憶の扉が開き、再体験が生じるという、心理的な問題に移行していくのである。

3　タイムスリップ現象への治療

自閉症圏独自の病理であるタイムスリップ現象に、どのように対応するかは大問題であった。自閉症スペクトラム障害に接するときは、つねに現在の体験に絶えず過去が侵入してモザイク状に体験されていることを想定する必要がある。高機能群の場合には言語による交流が可能であるので、まずは過去と現在とを区別し、整理を行なうところから始めなくてはならない。繰り返し取り上げていくうちに、過去を過去のこととして捉えることがいくらか可能となってくる。しかし、強烈な過去のフラッシュバックに何度も襲われる場合には、患者には著しい苦痛をともなう。ある小学校五年生の高機能自閉症児は、かつて筆者に向かって「ここは大学病院でしょ、昔のむかつくシナプスを切ってください」と訴えた。

社会的に機能している高機能者に、タイムスリップによるフラッシュバックへの対応法を聞いてみると、その引き金となる鍵刺激を避けること、さらに不快体験の記憶想起に対して、快体験のイメージや記憶によって対抗させることが、ある程度可能であるとのことであった。たとえば、好きな音楽で頭を一杯にして、不快記憶の波と闘わせるという。また、不快な出来事が起きた場所、起こした人が、その同じ場所で、あるいは同じ人によって、よい体験を経験することができれば、不快体験の上によい体験が塗り重ねられ、タイムスリップ現象は軽減するという。

薬物療法としては、選択的セロトニン再取り込み阻害剤（ＳＳＲＩ）がある程度有効であった。だが、これらの対応はいずれも効果に限界と副作用（たとえば気分変動を生じるなど）があった。

筆者は、あいち小児保健医療総合センターに赴任し、子ども虐待の子どもと親の治療を継続的に行なう過程で、フラッシュバックへの治療的対応に迫られた。トラウマを中核にもつ症例の場合には、これまで筆者も行なってきた力動的な精神療法は、フラッシュバックによって解離反応が引き起こされ、積み上げた治療の記憶が吹き飛ばされてしまうことを繰り返す。治療は堂々巡りを呈することが稀ではなく、治療のためにはトラウマに直面化を行なう必要があることを学んだ（杉山、二〇〇九b）。しかしながら、辛い記憶であるから、わざわざ解離を用いて切り離すのである。トラウマへの直面化は困難な作業である。

トラウマ処理という特殊な技法で、エビデンスをもつ手技は当時二つしかなく、一つは認知行動療法による遷延暴露であり（Foa, et al., 2007）、もう一つがＥＭＤＲ（Eye movement desensitization and reprocessing. Shapiro, 2001）である。われわれはＥＭＤＲを導入した。その理由は、治療の対象としている児童症例に対して、遷延暴露の技法を行なうのは困難が大きいからである。ＥＭＤＲの講習を受けた筆者はただちに、この手技がタイムスリップ現象に適応ができるのではないかと考えた。さらに一連のトラウマ臨床の経験を経て、発達障害中でも自閉症スペクトラム障害は、その体験世界そのものがトラウマの塊りのような世界であることにも、ふたたび思い当たらざるをえなかった（杉山、二〇〇八c）。

こうして、トラウマ処理の技法を学んでいる最中に経験した症例である。小学校中学年から継続的な治療を行なってきた。しかし、不登校が継続し、入院中は小児センターに隣接する養護学校に通えるが、退院すると数週間を待たずふたたび不登校になった。さらに新しい事柄に対しては拒否し、すべての問題に対する回避と否認をつづけていた。中学校最後の学年になって、このままでは社会的な適応の改善が望めない状況になった。

ここで、心理治療を担当していた心理士から、小学校中学年のいじめに対する治療的対応が必要ではないかと提案があった。このときのいじめがトラウマとなり、対人関係の核に根を下ろしているのではないかという。ＥＭＤＲを用いたトラウマ処理が実施された。するとわずかに一〇回のセッションのあと、学校への積極的な参加、服装、服薬の改善など、新しいものへの拒否が消失したのである。彼女は無事高校に合格し、以前の継続的な不登校が嘘のように、休むことなく学校に通い、学校生活を楽しんでいる。

この経験を経て、われわれは自閉症スペクトラム障害の児童・青年に対して、積極的にトラウマ治療を行なうようになった。

4　ＥＭＤＲによる治療の三つの形

さまざまなタイムスリップ現象を有する症例の治療を行なうなかで、われわれは三つの異なったレベルの治療があることに気づいた。年齢の若い順に並べると、第一のグループは小学校年代の児童に現在進行形のトラウマ記憶の処理を行なうものである。これを、われわれはチャンスＥＭＤＲと命名した。トラウマ関連の訴えがあったときに、多忙な外来の場で左右交互刺激を短時間行ない、トラウ

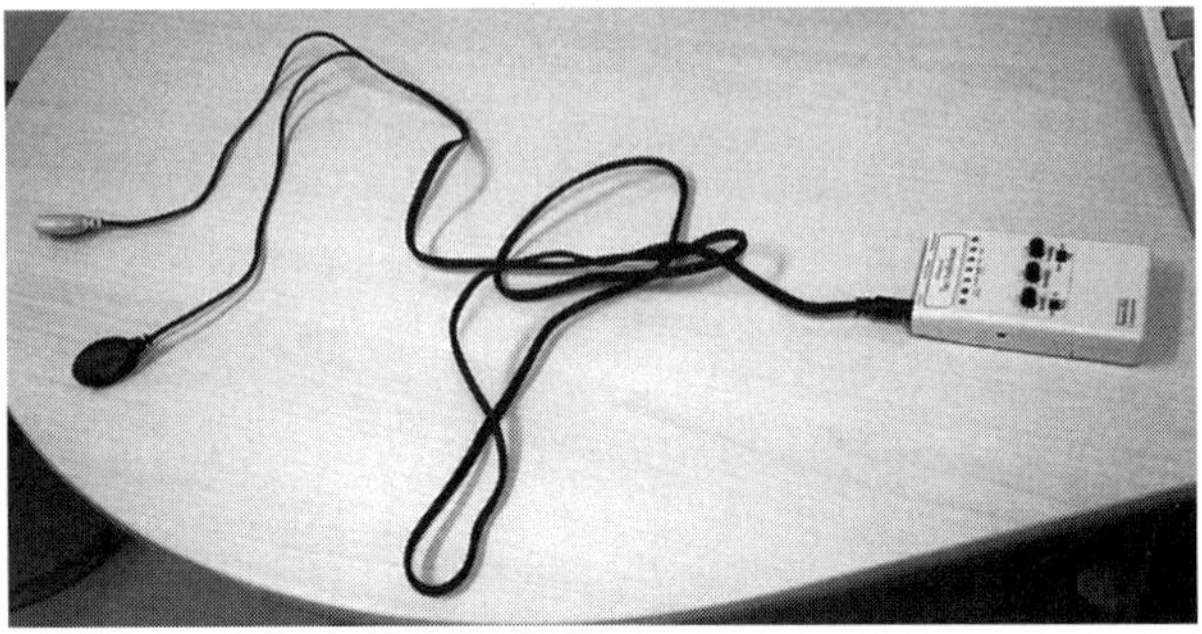
写真2－1　EMDR治療に用いるパルサー

マ処理を実施するものである。このとき有用な道具が、左右交互に振動をつくりだす（左右交互の音や音楽の刺激を出力することもできる）パルサーという器具である（写真2－1）。不快な記憶を想起させ、左右交互の刺激提示を一セット二〇回程度、三セットほど行なう。時間にして五分程度である。親の表情は訝しげであるが、これで本人はニコニコして「スッキリした」と言うのがふつうである。

【症例1】 一二歳、男児

知的には高いが、不器用が著しい、始語始歩共やや遅かった。四歳で初診し、発達性協調運動障害をともなった高機能自閉症と診断した。その後、通常学級に通うようになった。学校ではときにいじめが生じたが、本人は比較的ケロッとしていた。ところが六年生の五月、突然にいじめのフラッシュバックが著しくなり、非常に不安定になった。学校への行き渋りもあるという。

そこで患児に対してパルサーによる振動を用いたチャンスEMDRを三セット一回だけ実施した。本人も家族も怪訝な面持ちであったので、まだ何か訴えがあれば受診するように指示したが、二カ月後に設定した次の外来まで受診はなく、再来のときに一回のＥＭＤＲでその後フラッシュバックは見事に消褪したことが報告された。

チャンスＥＭＤＲは、トラウマというほどまで至っていないトラウマの芽のような状況を、あたかも摘みとるのに似たはたらきをする。このレベルであれば、じつに数分の外来治療で処理が終わる。二番目のグループは、青年期の患者に、過去の迫害体験の処理が必要となり実施した場合であり、多くはいじめの記憶である。さまざまなレベルの介入があるが、ＥＭＤＲの正式なプロトコールに沿ってトラウマ処理を行なうという場合が多い。

【症例2】 二六歳、男性

四歳で自閉症の診断を受け、母子通園施設、保育園を経て通常クラスに入学した。タイムスリップによるトラブルが保育園時代から頻発していた。

小学校高学年から、女性のスカートの下にパンツがチラッと見える状況への著しい興味が生じた。この少女「パンチラ」への興味は成人までつづいた。高等教育を経て専門的な仕事についたが、ある事件が発生した。それは、たまたまビデオを持って出かけた彼が、遠くで女性のスカートが風にひるがえったのを見つけてビデオで撮影し、その女性と一緒にいた男性に追いかけられた。パニックになった彼は、交番に逃げ込み、そのまま逮捕されたのである。幸い注意のみで済んだが、事件化したときには失職は免れないところであった。

この事件をきっかけに、筆者は彼に、過去からの積み重なったトラウマへの対峙を提案した。非社会的な行動を繰り返す背景に、彼の過去のトラウマが関与していることがうかがえたからである。彼は無数といってよい過去の傷つきを訴えていたが、そのなかのもっともインパクトがあったものに絞ることにした。すると、小学校四年生のとき「人間やめろ」と言われたこと、ついで高校一年生のとき、友人と思っていた相手に無視されたことをあげたので、それらの記憶を標的に、プロトコールに沿ったＥＭＤＲによるトラウマ処理を実施した。ＥＭＤＲの開始当初は、不快記憶の蓋を開けたかたちになり、非常に苦しそうであった。ところが、数回のセッションが進むにつれ、それらのエピソードの前後状況を想起することが可能となった。おそらくこれまでは、押し寄せる不快記憶の波にのまれ、周囲状況の想起まで辿り着かなかったのではないかと思われる。そして、そうなってみると、彼自身が最初に友人の悪口を言った、あるいは教師の指示を無視したなど、みずからの非社会的振る舞いが、それにつづく友人の無視や教師の叱責を引き出したことを初めて思い出し、理解するに至ったのである。その後、完全に途絶えたわけではないが、不快記憶のタイムスリップをめぐる訴えは著しく軽減した。

彼は小学校五年生のとき、押し寄せる不快記憶に圧倒され、給食が食べられなくなったことがあった。「昔のむかつくシナプスを切ってください」と訴えたのはこの少年であり、筆者がそもそもタイムスリップ現象に気づいたのも、この少年のフォローアップを通してである。筆者は遅ればせながらこの症例への治療の実施を通して、タイムスリップ現象への治療が可能になったことを初めて実感したのである。

三番目のグループは、すでに成人になった患者に、過去の被虐待への処理が必要となり実施したものである。ここで処理を行なわなくてはならない理由は、多くの場合、これらの成人が現在進行形で今度は彼らの子どもへの加虐を生じているからである。このグループは、タイムスリップ現象の治療というより、複雑性PTSDへの治療である。したがって難治性であるが、自閉症スペクトラム障害独自の要素もある。

【症例3】 三六歳、男性

もともとは四歳の息子が暴力的という訴えで受診し、アスペルガー障害の診断で治療を開始した。その治療の過程で、父親（つまり患者）の状況についてしばしば相談を受け、本人のカルテを作成するに至った。患者は子どもたちへの暴力があり、子どもが泣くと余計に興奮して暴力が止まらなくなった。妻との激しい喧嘩もあり、さらに会社では被害的になりやすく、協調性のない行動が多く、すぐに口論になるなど、彼自身の社会的機能が危機にさらされていた。もともと孤立が多く、幼児期から興味の限局があり、また知覚過敏性も認められた。

患者は母親からの激しい身体的・心理的虐待を受けて育った。その後、家を飛び出すように離れ、結婚した。彼の不安定な状況は職場で問題になっており、会社の指定クリニックに受診し、そこで統合失調症の診断を受けていた。

カルテをつくって生育歴・現病歴を取り直したところ、患者が著しい気分変動を抱えることが明らかになった。トラウマ治療と薬物療法を開始した。母親からの暴力は、馬乗りで殴られる、背中をベルトで叩かれる、投げ捨てられて怪我をするなど非常に激しいもので、母親が疲れるまで暴力がつづいたという。さらに、「生まなければよかった」「おまえのすべてが嫌いだ」「おまえのせいでみなが不幸になる」といった激しい心理的虐待も認められた。

トラウマ処理の詳細は省くが、経過中にフラッシュバック性の幻聴が出現し、統合失調症の誤診はそのためであったと推察された。計六回のＥＭＤＲセッションでトラウマ処理を終了した。すると、以前よりサイクルが明らかな双極性障害が前面に出るようになった。薬物療法によって気分障害の治療を行ない、会社でも家庭でも社会的な機能は非常に向上した。

この症例は、これまで発達障害に関して診断を受けたことはなかった。しかし、詳細に生育歴を辿ると特徴的な所見がいくつか認められた。自閉症スペクトラム障害か、少なくともわれわれが発達凸凹と呼んでいる広範な自閉症発現型（BAP：Broad Autism Phenotype. Pickles, et al., 2000）に属する成人である。この症例には難治性で非定型的な双極性障害が認められた。この問題については先の成人の発達障害で詳細にとりあげた。

もともと気分障害は自閉症スペクトラム障害にもっとも多い併存症である。また、棟居ら（Munesue, et. al., 2008）によって、高機能群に双極性障害が多く認められることが報告された。筆者の臨床経験では、もともとの高機能自閉症スペクトラム障害に被虐待という体験が加わったときに、後年に非常に難治性の双極性障害の臨床像をとることが少なくない（杉山、二〇〇九c）。自閉症スペクトラム障害という自律的な感情調整の乱れを生じやすい個体が、さらに被虐待という修飾が加わるのであるから、気分の調整に障害が生じることは十分に起こりうると考えられる。

しかしながら、複雑性ＰＴＳＤに認められる感情の抑圧と噴出は、そもそも双極性障害の誤診を受けやすいことが、トラウマ治療の専門家から指摘され、最近の報告でも裏づけられた（Zimmerman, et al., 2010）。後述する薬物療法も気分調整剤のみでは不十分という臨床的な印象がある。発達障害と、気分障害と、トラウマの既往の関連に関しては、発達精神病理学的視点からの今後の臨床的な研究の積み上げが必要である。

5　タイムスリップ現象への薬物治療

タイムスリップ現象への手応えのある薬物療法は、ごく最近になって漢方薬を用いてみるまで得られていなかった。桂枝加芍薬湯と四物湯の組み合わせという、いわゆる神田橋処方はたしかにフラッシュバック全般に有効である。症状に合わせて、そのバリアントも用いている。前者については、小健中湯、あるいは桂枝加竜骨牡蛎湯、四物湯の代わりに十全大補湯を用い、これらも有効である（神田橋、二〇〇七・二〇〇九）。

量が多く、独特の味と臭いを有する漢方薬の服薬は自閉症スペクトラム障害の児童にとって困難が多いが、桂枝加芍薬湯と四物湯に関してはクラシエから錠剤が出されている。こちらも一包が六錠になるので二つの薬を同時に服用すると計一二錠という数になるが、それでも粉薬よりも子どもたちには好評である例も多い。服薬を開始すると、当初服薬を渋っていた児童や青年が、みずからすすんで服薬をするようになる。このことも、この組み合わせの有効性を示すものであると思う。

フラッシュバックのための薬物療法として一般に用いられてきたSSRIは、ある程度の効果があるものの、自閉症スペクトラム障害の場合、とくに二次障害が重なった症例においては、被虐待がはっきりと認められない症例においても、双極性障害への薬物賦活という可能性をつねに考慮する必要があるため、気分調整剤を選択することが多くなる。発達障害に対しては、抗精神病薬の使用も少量処方が原則である。この詳細については、第四章Iで詳述するが、ごく少量の組み合わせが安全で、十分に有効である。気分調整剤も極少量の抗精神病薬を一緒に用いるほうが、タイムスリップ現象のみならず、攻撃的行動や興奮の軽減にも役立つようである。

先にタイムスリップ現象とチックとの類縁性について述べた。そうすると、抗精神病薬の少量が有効であるのは、背後のチックを抑えているところに働いている可能性がある。さらに、気分調整剤は炭酸リチウムを除き、いずれも抗てんかん薬として用いられてきた薬である。桂枝加芍薬湯も抗てんかん作用をもつ。

これらのことから考えられるのは、神田橋が指摘するようにフラッシュバックとてんかん、とくに側頭葉てんかんとの類縁性である。タイムスリップ現象も含め、フラッシュバックは神田橋が示唆するようにてんかん発作に類縁の現象ではないか。ただし、抗てんかん薬として用いるときよりもはるかに少量で有効であるので、類縁ではあってても同一ではないと考えられる。

6　おわりに

何よりも重要なことは、強引な療育によって、さらに虐待やいじめなどの迫害体験によって不快体験の貯蔵庫をつくらないようにすること、そして全体的な適応を引き上げることが必要であろう。なんといっても予防に勝る治療はなく、またタイムスリップによって不快記憶が頻々とフラッシュバックを起こす状態は、現在の不適応が著しく、過去の不快体験と容易に重なる状況においてである。

タイムスリップ現象は、自閉症スペクトラム障害の精神病理を理解するうえで、重要な窓口になる。われわれは自閉症スペクトラム障害の子どもや青年が、一人の人として充実した幸福な時間を過ごせるように寄り添っていきたいものである。

III 発達精神病理学の力

1　発達精神病理学とは

二〇一三年五月、アメリカ精神医学会作成の「精神疾患の診断と統計のためのマニュアル第五版：Diagnostic statistical manual of mental disorders 5th edition：DSM-5」が出版された。ＤＳＭ－５において、児童青年期の精神科疾患は大きく変わった。発達障害は神経発達障害と総称されるようになった。また、それ以外の疾患はすべて児童・成人を合わせた疾患群のなかに組み入れられるようになった（詳細は、森ら、二〇一四参照）。

発達障害における大きな変化は、知的障害においてＩＱによる規定がなくなったこと、注意欠如多動性障害（ＡＤＨＤ）が発達障害に位置づけられたこと、広汎性発達障害の呼称が廃止され、自閉症スペクトラム（ASD）に統一されたこと、ASDが重症から軽症の者までスペクトラム（連続体）として捉えられるようになったこと、さらにADHDとASDの併存が認められたことなどである。DSM-5では、多軸診断に代わり多元的診断という考え方が採用されている。これはスペクトラムとして疾患を捉えることにほかならない。つまり、多因子モデルに合致する考え方である。こんなところからも、DSM-5がこれまでよりも病因を意識してつくられていることがわかる。

のちの論議に関係するので注意を喚起しておきたいのは、DSM-5における診断においても、DSM-Ⅳに比較したとき、先に述べたように背後の病因が意識されるようになったものの、クレペリン型の診断基準にとどまったということである。クレペリン型の診断とは、症状と経過のみによって精神科疾患を分類するという記述精神医学にもとづく方法である。精神科における診断は、他の医学領域の診断とは異なることを意識しておいてほしい。

さて、DSM-Ⅲ（一九八〇年）の登場以後、現在の横断的な状態によってのみ診断を行なう方法が世界的に普及したため、背後にある問題に対する考慮や意識が稀薄になってしまったことは、筆者のような古い精神科医共通の苦情となっている（鈴木、二〇一四）。児童精神科領域において、この欠点を補完する目的で、最近、発展してきた科学が発達精神病理学（Rutter, 2010）である。

発達精神病理学は、発達に沿った病理（精神症状）の展開を明らかにする。リスク因子となる要因を明らかにし、さらにその相互関係を解明することを目的としている。この作業によって初めて、介入および予防の可能性が明確になる。これは、慢性の身体病（多因子遺伝モデルによる疾患の代表である）を例としてあげればわかりやすいだろう。たとえば両親に糖尿病があり、糖尿病のリスクが高い

表2－3　ADHDの15歳以上の併存症（N＝60）

子ども虐待	ADHDのみ	ADHD＋ODD	ADHD＋CD
なし	17	7	1
あり	1	13	21

成人を考えてみよう。この人に肥満が加わると、糖尿病発症のリスクが増大することが実証されているので、糖尿病の予防には肥満の防止が有効であるとわかる。また、肥満と循環器障害をもともと素因体質としてもつ児童に対して、肥満、喫煙、高血圧などの要因がはたらくと将来の循環器疾患の危険性は高くなることも科学的なデータがあり、実証されている。するとこの場合には、肥満の予防、禁煙、さらに血圧のコントロールなどが、循環器疾患の発症予防対策になるわけである。このような因子相互の関係がわかれば、リスク因子を減らすために、どのような介入を行なうべきかという指針をつくることが可能になる。

子どもにカテゴリー診断をあてはめたときに、しばしば生じるのが異型連続性（heterotypic continuity）と呼ばれる現象である。一人の子どもが、診断を渡り歩く、あるいはいくつもの診断基準を満たすという現象である。この呼称があまりに固いのでわれわれは「出世魚現象」と呼んできた（杉山、二〇〇七b）。ツバス→ハマチ→メジロ→ブリと同じ種類の魚の名前が変わるように、子どもの臨床像が、カテゴリー診断をあてはめると別のカテゴリーへと変化していく。わが国で有名な出世魚現象の例として、斎藤（二〇〇〇）によるDBD（破壊的行動症群）マーチがある。つまり、小学校でADHD→その後、反抗挑戦性障害→中学校で素行障害（非行）へと展開するという破壊的行動症群

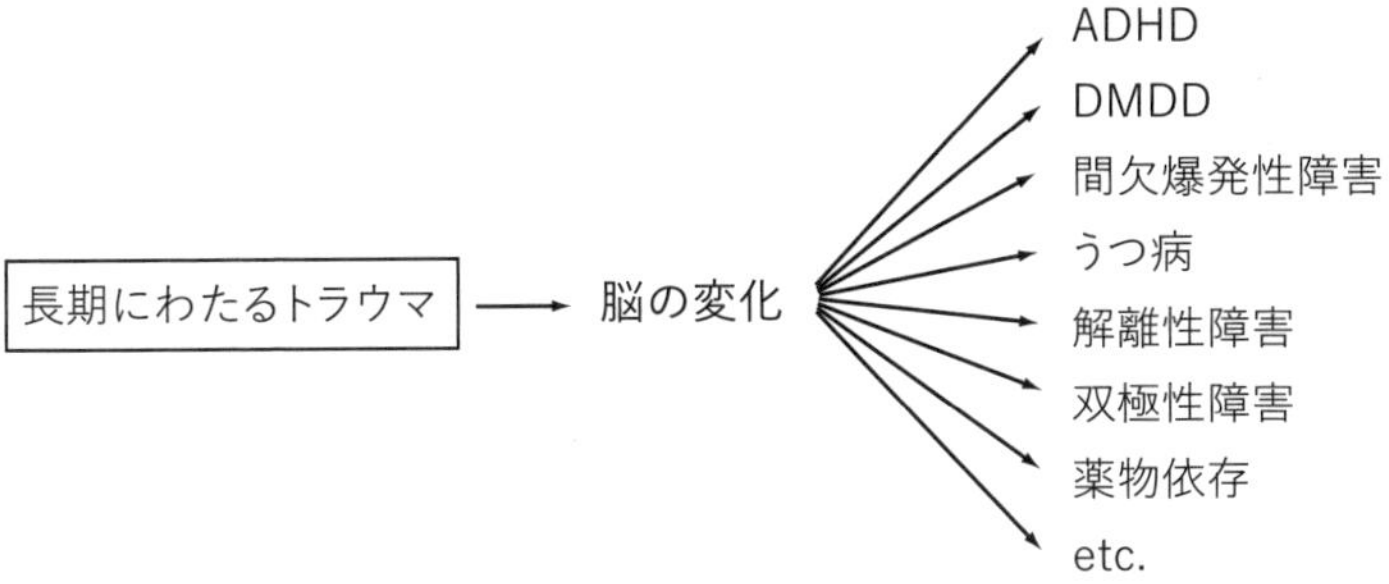

図2－1　発達性トラウマ障害（van der Kolk, 2005）

の行進である。しかしこの場合、われわれの臨床研究では、ADHDから反抗挑戦性障害に移行する者は普遍的に五～六割に達するが、一方、素行障害までジャンプするためには、そこになんらかの子育て不全（子ども虐待）の介在が必要である（表2－3）。つまり、ADHDから素行障害への移行を防ぐためには、そこに子ども虐待などの子育て不全を介入させないことが重要なポイントになることが浮かび上がる。

二〇一四年、名古屋で開かれた国際子ども虐待防止会議の教育講演において、ファン・デア・コルク（van der Kolk）はみずからが提唱する発達性トラウマ障害（2005）について図2－1のような説明を行なった。発達精神病理学の視点に立つと、カテゴリー診断学とはきわめて異質な様相が提示される。

2　発達精神病理学の研究

発達精神病理学の一つの科学的基盤はコホート研究である。海外において、これまでにさまざまな有名なコホート研究が行なわれてきた。もっとも有名なものはニュージーランドにおいて一九七二年にスタートしたＤＭＨＤＳ研究（Dunedin Multidisciplinary Health and Development Unit Study）である。これは、一一三九名の三歳児をリクルートし、それからえんえん三〇代後半までフォローアップした研究である。これだけの期間フォローアップすると、じつにいろいろなことがわかる。肥満が与える諸因子も、喫煙の影響も、家庭環境と発達の絡みも。この小論の後の議論に関連する最近報告された研究（Breslau, et al., 2014）を一つ紹介する。

それは後年のＰＴＳＤ発症に影響するものは何か、という解析である。一つは幼児期の子育て不全（maltreatment）が明らかに関係していた（オッズ比 2.64（95% cl:1.16-6.01））。もう一つ、子育て不全とは独立した因子として認められたのが児童期の精神科疾患の存在である。しかし、こちらには不安障害、うつ病からＡＤＨＤまで含まれており、これを一括してよいのかという疑問が残る。ニュージーランドは人口の移動が少なく、このようなコホート研究には最適といわれており、これ以外にもいくつかの大規模コホートが実施されており、現在においても継続した調査が行なわれている。

辻井正次らによって、ある一地方都市の全児童コホート調査が継続している（片桐ら、二〇一五）。ここで示されたのは、思春期の問題がすでにある程度、幼児期に予測ができることである。この研究は現在もつづいており、その成果が期待される。

もう一つの研究方法が、介入の影響を評価するための長期追跡研究である。その代表ともいえるのがハイスコープ・ペリー幼児教育研究である。ハイスコープとはピアジェ理論などを基盤とした幼児教育プログラムであり、ペリー小学校とはミシガン州デトロイト近郊の主にブラックピープルが住む、貧しい地域にある小学校の名前である。一九六二年から一九六七年にかけて、一二三人の三～四歳の子どもをランダムに二グループに分け、五八人は幼児教育プログラムを受け、六五人は受けずにコントロールした。この子どもたちの九七％がこの地域にとどまっており、二七歳の状況、さらに四〇歳の状況において、幼児教育プログラムを受けた者と受けなかった者の比較が行なわれた。二七歳の結果は以下のとおりであった。

学校教育を受けた期間においてプログラムを受けた者一一・九年にたいし、受けなかった者一一年、特殊教育を受けた期間は逆に、三・九年に対し五・二年、高校の卒業者が六六％に対し四五％であった。さらに女性の妊娠回数は、プログラム受けた者〇・六回に対し、受けなかった者一・二回であった。四〇歳のときの状況は、受刑者はプログラムを受けた者二八％対受けなかった者五二％、暴力犯罪の加害者は三二％対四八％、月収入は一八五六ドル対一三〇八ドル、生活の公的支援を過去一〇年に受けた者は五九％対八〇％など、いずれも幼児教育プログラムを受けた者のほうが良好な転帰を示していた。

この研究に対しては、のちに参加人数の問題などさまざまな批判が行なわれた。それらの問題を統計学的な分析によって再検討を行なった研究も多数報告されている。その一つによれば、この幼児教育の効果には男女差があり、女性のほうが教育に、男性のほうが触法への影響がより明らかであるという（Heckman, et al., 2010）。

より大規模な類似の研究が、シカゴで継続的に行なわれている。シカゴ子どもと親のセンタープログラムである。これは九八九人の三～四歳児をリクルートし、半日あるいは一日の幼稚園でのプログラムと、六～九歳の学校との協力で行なった学校教育プログラムを実施し、五五〇名の対照児童との比較を行なったものである。一五年後の結果は、高校卒業率がプログラム実施者四九・七％に対して未実施者三八・五％、さらに少年非行は一六・九％対二五・一％、暴力加害は九・〇％対一五・三％と、いずれもプログラム実施者のほうによい結果が得られた（Reynolds, et al., 2001）。

子どもと家族に対する介入の影響を検討した研究にBEP研究（ブルックリン早期教育プロジェクト）がある。一九七三年から一九七八年、ブルックリンに住む、子どもが生まれた若い成人を対象に、生後三カ月から幼稚園入園までの期間、地域での一六九組の子どもと親に対する保健活動を実施した。二五年後のフォローアップで、一二〇人の子どもの状況を、プログラムを受けなかった者と比較を行なった。健康状態良好なグループは受けた者六四％に対し、受けなかった者四一・七％であった。また前者のほうが、年二万ドル以下の低所得者の割合が低かった（Palfrey, et al., 2005）。

最近とみに注目をされているのがビッグデータによる解析である。筆者が最近、面白いと思った報告を一つ紹介する。それは頻回の転校が子どもの教育に悪影響を与えるかを調べたコホート研究である（Hutchings, et al., 2013）。一二万人の子どもにおいて引っ越しや転校と学校での適応の相関を見たところ、二回以上の転校をしているグループにおいて、不適応のオッズ比が二・三三と算出された。つまり、頻回の転校は学校の適応を不良にすることが示されたのである。

このように、発達精神病理学の視点によって初めて、精神医学は予防の科学として確立することが可能になるのである。発達精神病理学による視点から、トピックスになる問題をとりあげてみよう。

3　発達障害はどこまで拡がるのか

発達障害の罹病率に関する最近の報告をまとめると、知的障害一％弱（鷲見、二〇一一）、自閉症スペクトラム障害（ＡＳＤ）二％強（鷲見、二〇一一、Kim, et al., 2011）、注意欠如多動性障害（ＡＤＨＤ）三〜五％（Planczyk, et al., 2007）、学習障害五％（Pastor, et al., 2008）などと、重複があるにせよ単純に合計すれば子どもの約一割以上という驚くべき数字になる。この数字がわが国の現実からも乖離していないことは、二〇一二年に文部科学省が全国で実施した調査によって、通常クラスに在籍する生徒児童のなかで発達障害と考えられる児童が計六・五％認められたと報告されたことからもわかる。現在わが国において、二〇一二年当時、特別支援教育を受けている児童生徒は、支援クラス、支援学校など、全部で二・九％であり、この両者を足すと約一割になるからである。

文部科学省の調査といえば、二〇〇二年に同様の調査が行なわれたことを記憶している人もいるのではないだろうか。このとき、通常クラスに在籍していて発達障害が疑われる生徒は六・三％であった。同率と感じられるかもしれない。しかしじつは、この当時特別支援教育を受けていた生徒は一・八％であり、つまりこの一〇年を経ての二つの調査は、ごく最近でも発達障害が非常な勢いで増加していることを示す一つの証拠であるのだ。これだけ頻度が多い問題となると、気づかれずに他の精神疾患の基盤として存在することは稀ではない。

このようなきわめて頻度が高い問題は、多因子遺伝モデルに合致することが知られている（Sumi,

et al., 2006：Virkud, et al., 2008）。多因子モデルとは、病気の発症に遺伝的な素因と、環境因との両者がかかわるという疾病であり、その代表は高血圧、糖尿病などの慢性疾患である。ＡＳＤを例にとれば、遺伝的な素因の関与は否定できないが、それ以外の要因も大きく影響し、その発現のあり方は非常に多彩多様な形をとる。おそらくエピジェネティクス（epigenetics：遺伝子自体の変更なしで、遺伝情報のスイッチのオン・オフを行なうメカニズム：Marcs, 2004）も関与しているのであろう。むしろ最近の研究では、アレルギー、炎症などの遺伝的素因以外の問題のほうがＡＳＤを生じるうえで大きく関係しているのではないかということが定説になった（Hallmayer, et al., 2011）。また、父親の側の出産時の年齢もＡＳＤの発症に関係することが報告されている（Idring, et al., 2014）。

発達障害は、これだけ頻度が多いとなると、たとえ成人の臨床のみを行なっている精神科医であっても、自分は専門外だから対応できないなどと言えない状況になってきた。未診断の症例の初診もあれば、併存症を主訴として受診をしてくることも多いからである。この成人の発達障害をめぐる問題に関しては、第二章Ｉにまとめた。わが国における全体的な発達障害への対応システムについて鳥瞰してみよう。大きな転換点にいることがあまり知られていないと感じるからである。

4　発達障害療育における今日のテーマ

発達障害がきわめてふつうの問題になったなかで、今日の療育はいわばデパート型療育からコンビニ型療育へと転換を迫られている。表２－４に平成二四年度から施行された児童福祉法改正による障害児支援システムの大転換を示した。詳細は厚生労働省のホームページをご覧いただきたい。従来のわが国における障害児療育センターは医師を中心とし、さまざまな専門的な療育を揃えたいわば総合デパートであった。古くからある肢体不自由児療育センターを考えてもらえばわかりやすい。専門医、心理士、理学療法士、作業療法士、言語治療士など発達障害のそれぞれの専門家がいて、隣りに肢体不自由特別支援学校があり、入院施設もしくは入所施設がある。この療育施設の利用には、医師による診断書が必要である。このような大きな施設は地域に一つしかつくることができない。ところが、現在はというと、入所部門はそれほど混雑していないのに（いまは肢体不自由と子ども虐待の掛算症例などが増えてきている）、発達障害のための通所の部門は、下手をすると年度の開始前に療育希望者が埋まってしまい、新たな児童の受け入れができない状態が常態化している。そして外来は、肢体不自由児施設であるのに、高機能ＡＳＤの児童が受診児の過半数を占めるといった状況になっているのである。

従来のこのような肢体不自由児治療センターによる対応モデルが、子どもの一割に達する発達障害に合致しないことはいうまでもない。それに対し、新たな制度では、児童発達支援拠点は利用する子ども一〇人単位で運営が可能になった。また、医師による診断を必要とせず、福祉型、医療型など、子どもの有する特性に合わせて、さまざまなタイプを選択できるようになった。これは地域密着のいわばコンビニ型療育である。

この療育拠点において、普遍的な早期療育の基本を実施し、次の集団教育につなげるという流れが今後のメインストリームとなる。このような療育において中心課題となるのは、普遍的な生活練習と

表2－4　児童福祉法改正による障害児施設・事業体系（2012）

これまで（児童福祉法）（障害者自立支援法）		施行後
○通所施設・通所サービス 知的障害児通園施設（児福法） 難聴幼児通園施設（〃） 肢体不自由児通園施設（〃） 児童デイサービス（自立支援法） 重症心身障害児（者）通園事業（予算事業） ○入所施設 知的障害児施設（児福法） 盲ろうあ児施設（〃） 肢体不自由児施設（〃） 重症心身障害児施設（〃）	➡	**18歳未満** H24・4から（児童福祉法） ○障害児施設の一元化 障害児通所支援・入所支援 ○通所サービスの実施主体の見直し（身近な市町村に） 障害児通所支援（福祉型・医療型） **18歳以上** H24・4から（障害者自立支援法） ○障害者自立支援法に基づく障害者施策による対応 （附則第3条により、基準の設定に当たり適切な配慮・必要な措置を講ずる）

ペアレント・プログラムであり、両者は密接に関連する。生活練習は、子どもが健康な生活を送るための普遍的な生活練習である。これをスモールステップの原則によって、個々の児童に目標を立てる。このときに有効なのがトークン・エコノミー（よい行動にクーポン券を切って強化を行なう方法）である。そして、このトークン・エコノミーの用い方、子どもへの正の強化子を用いたほめ伸ばしの原則、スモールステップの課題設定などを親によって実践してもらうための具体的方法が、ペアレント・プログラムである。

ペアレント・プログラムはペアレント・トレーニング（岩坂ら、二〇一二）を基盤にしている。しかし従来から行なわれてきたペアレント・トレーニングにはいくつかの大きな問題があった。第一に長すぎることである。一週間に一回、一クール一〇回セッションが基本であるものが多かった。この設定は、とりわけADHD系の親に向かないのである。筆者も経験があるが、ドタキャンとドタカムの連続になってしまう。第二に事前の選別がきびしすぎた。たとえば、ＰＴＳＤ評価尺度（ＩＥＳ－Ｒ）などトラウマ尺度の値が高値だったりすると参加させてもらえなかった。そんなことをしたら、現在筆者の外来を受診している親は、その半分以上が参加できなくなってしまう。また、指導者側に専門性を要求するプログラムが一般的で、少なくとも心理士が担当することが要件となっているものが基本であった。これに対し、わが国の今日の状況において必要とされるプログラムとは、だれでもすぐに、短期間に実施が可能なプログラムである。われわれが、ペアレント・トレーニングと呼ばずペアレント・プログラムと呼ぶのは、コンビニ型療育において実施可能なもの、ということを意識しているからである。

ペアレント・プログラムの構成要素は次の二つからなる。第一は子どもたちに対しいかに正の強化を行なうのか、つまりいかにほめるのかという「ほめ方教室」であり、スモールステップの原則や、トークン・エコノミーのつかい方がこのなかに含まれる。第二は発達障害や発達凸凹に対する心理教育である。こちらには診断別の課題が含まれる。診断別の課題とは、たとえばＡＳＤにける知覚過敏性の問題や、ＡＤＨＤにおける衝動行為への対応など、一般的な心理では届きがたい問題に対する解説である。学習障害においても、個々の児童の認知優位性によってアプローチの仕方が異なる。これは本来、学校の特別支援教育において、対応がきちんと工夫されていなければならないのであるが、実情はどうだろうか。それ以前にわが国の学校教育は、通常クラスに在籍する六・五％の発達障害児に対し、どう対応するのかという答えをいまだにきちんと示していないのであるが。

表２－５は、われわれが試行をした四回セッションによるペアレント・プログラムの結果である。わずかに四回でも、そして比較的不安定な親によるグループ（親の平均ＩＥＳ－Ｒ値一七点！）であっ

表2-5　ペアレント・プログラム　4回セッションの結果

・7割以上に効果ありという判定 ベック抑うつ尺度（BDI-II）の結果　16.3点→14.4点 PTSD評価尺度（IES-R）の結果　17.1点→13.3点　ともに5%水準の有意な減少 ・参加者の高い評価……「これをして欲しかった」 ・参加者の大きな変化……トゲのある言葉や態度が変わった、ほめ方が上手になった、グループでのコミュニケーションが向上した ・わずか4回セッションでも十分な効果を確認 ・IES-R高値の保護者でも安全に実施できた

ても、十分な効果が得られた。この結果を見て筆者は、これまでの療育では親が置き去りにされていたと反省することしきりであった。

5　発達障害とトラウマの複雑な関係

子ども虐待の疫学の常識を越える増加（一九九〇年から二〇年あまりのあいだに七〇倍以上）が示され、その対応は児童精神科医のみならず、わが国の社会全体の大きな課題となっている。トラウマはその存在は古くから知られていたにもかかわらず、一九八〇年に心的外傷後ストレス障害（ＰＴＳＤ）がＤＳＭ－Ⅲに登場したところから正式にその概念が認められた、きわめて新しい精神科疾患である。こちらも子ども虐待、大規模災害、ドメスティックバイオレンス被害、学校におけるいじめ、犯罪被害、性的被害など、大きな広がりがある。とりわけ子ども虐待は、愛着障害と慢性のトラウマに起因する多彩、多様かつ重症な後遺症を展開し、それらは診断カテゴリーにあてはまらない広がりを示す。その背後には、慢性のトラウマによって引き起こされる脳の機能的・器質的変化があり（友田、二〇一二）、子ども虐待を一つの発達障害症候群として捉えることができる（杉山、二〇〇七ａ）。しかもこの両者、発達障害とトラウマとはきわめて複雑に絡み合う。

筆者はあいち小児保健医療総合センターにおいて、子ども虐待の専門外来を開くまで、発達障害と子ども虐待との複雑な関係に気づいていなかった。また、ここで親子併行治療を行なうようになって、発達障害診断の親の抱える精神病理にも否応なしに注目を払うようになった。第一に、発達障害は子ども虐待を招きやすい。しかし同時に、子ども虐待の後遺症として生じる臨床像においては、発達障害類似の症状が認められ、その両者のニワトリかタマゴかの鑑別はきわめて困難である。第二に、子ども虐待は未治療のとき、同一の異型連続性を示し、一つの発達障害症候群として捉えることができる。第三に、ＡＳＤのもっとも頻度が高い併存症は気分障害であるが、ＡＳＤの家族にも気分障害が多発している。第四に、さらに子ども虐待の加虐側になっている発達障害の親の場合、自身が未診断かつサブクリニカルなレベルの発達障害の基盤があり、現在は非定型的な双極Ⅱ型の気分変動をもつという症例が非常に多い。このような、発達障害と子ども虐待をめぐるニワトリ・タマゴ問題は、世代を超えるとその鑑別はほとんど不可能になる。

筆者は、児童自立支援施設の全児童調査をとおして、病因を特定しないという現行の診断学が用いられる以前から、このタイプの「発達障害」は存在しており、とくにＡＳＤと診断される児童の一角を占めていたと考えるようになった（杉山、二〇一四ａ）。その視点から、親の側の気分変動を見たときに、双極性障害の一群とするよりも、複雑性ＰＴＳＤという見方のほうが了解しやすいし、治療の実際にも適合することに気づいた。この問題の詳細は、第四章Ⅳにまとめる。

表2－6　複雑性PTSDの特徴となる症状

身体的、心理的、性的、教育的虐待、ネグレクト、配偶者暴力の既往を持つ子ども、成人の次の症状
1．気分変動　子どもの場合には癇癪の爆発、成人女性の場合には月経前の制御困難なイライラを含む
2．記憶の断裂　1日以内の食事内容を想起できない、記憶の断片化の常在
3．時間感覚の混乱　日内リズムの慢性的混乱、眠気の消失を含む
4．フラッシュバックの常在化
5．生理的症状と心理的症状が相互に区別ができない、その結果として生じる慢性疼痛
6．希死念慮　他者への恒常的不信、自傷、その一方で非現実的な救済願望これは対人的に限らない

そもそも、クレペリン型診断は病因を特定しないことを前提としている。また、一九九〇年代以後、アスペルガー症候群の登場によって、ASDの診断の地平が拡がった。ASDと反応性愛着障害の鑑別も、ADHDと脱抑制型対人交流障害との鑑別も、きわめて困難である。この問題は今後、大きな臨床的なテーマになるのではないだろうか。鑑別が困難というだけではなく、何よりもトラウマが掛算になった症例は、世代間の連鎖が認められ、したがって親の側の問題もあり、対応に困難を抱えるからである。

複雑性PTSDの特徴を、臨床でよく遭遇する所見としてまとめてみたのが表2－6である。少し解説を加える。教育的虐待とは、本人の意思や能力を無視し、体罰や激しい叱責、脅しなどをともなって勉強を強いることを言う。けっして稀ではなく、ようやく最近わが国でも注目されるようになった。

①気分変動に関しては一見双極Ⅱ型なのであるが、この起源は被虐待児に認められる激しい癇癪や気分変動で

あり、実際に気分調整薬がほとんど無効である。一方、抗精神病薬の少量処方と、フラッシュバックへの漢方薬、短時間のトラウマ処理の組み合わせが治療的には有効にはたらく。つまり、複雑性PTSDによる気分変動を、双極性障害から分けたほうがよいのではないか、というのが発達精神病理学的視点からの指摘である。

②記憶の断裂もその激烈さをあまり知られていない。一年以上入院を含む治療を行なった正常知能の子どもに名札を隠して「この先生だれ？」と尋ねたところ覚えていなかった被虐待児に何人も出会っている。

③時間感覚がずれるのはおそらく戦闘モードがつづいているからであろう。眠気がない人がたくさんいる。そこで睡眠薬をたくさん飲んで死んだように眠り、薬が残るので昼寝を長時間し、眠気がなく夜更かしをして眠剤を飲んで寝るという悪循環の生活になる。

④フラッシュバックは想起ではない。上岡ら（二〇一一）によれば「どこでもドア」の再体験である。

⑤生理的症状と心理的症状の相互混乱はきわめて深刻な問題である。症状としては「頭が痛い」「腰が痛い」など慢性疼痛のかたちをとり、むやみに痛み止めを用いるが効かず、心理的な問題として扱うと初めて軽減する。一方で眠い、空腹、のどが渇いたなどの生理的な体の訴えが認識できず、一方的な不機嫌や怒りの噴出、抑うつなどとしてあらわれる。「もう死ぬしかない、すぐに死ぬ」が、食事をしてうたた寝をしたらどこかへ飛んでいってしまったりする。

⑥希死念慮や他者への不信に関しては説明を要さないだろう。慢性的な自傷も実に多い。その裏返

しの非現実的な救済願望が、不毛な恋愛や愛人への要求としてしばしば生じ、さらに子どもに理不尽な要求を一方的に求め、ペット、サプリメント、お守り、新興宗教などにも拡がる。

発達障害の診断を受けた子どもの親のなかに、これらの諸症状をもつ者はそれほど稀ではないのではないか。この親たちへの治療がまったく成功していないのは、発達障害に基盤にも、トラウマの既往にも治療者が気づいていなければ当然であろう。このように発達精神病理学の視点によって精神科臨床に寄与するものは少なくない。

最後に一つ提言を行なっておきたい。それは「子ども虐待」という言葉を辞めようという提案である。なんと呼べばよいのか。筆者が提言したいのは滝川一廣に従って「子育て困難」という呼び方である。もちろん、性加害や暴力加害、ＤＶの暴露は止めなくてはならない。しかし、これらは子どもへの加害であり、家庭内であっても家庭外であっても犯罪である。「児童虐待防止法」が、「子育て困難支援法」という呼び方に変わることによって、多くの親子がむしろ救われるのではないかと考える。発達の障害もしくは凸凹があれば子育てに困難が生じる。また、格差社会が進めば子育て困難は増える。社会的弱者に子育て困難は集積するからである。そして、ここにＡＳＤなどの問題も増える。子育て支援という呼称によって親子分離の意味が変わってくる。筆者は現在、子どもと家族の併行治療に明け暮れており、困難を抱える子どもを育てる親を「虐待」という言葉で呼びたくないと思う。

6　フィールドワークの重要性

精神医学のみならず、今日の医学において、実証にもとづく医療（Evidence Based Medicine：EBM）が推奨されている。ＥＢＭにはいくつかのキーワードがある。たとえば対照群であり、二重盲験であり、無作為なグループ分けであり、数多くの客観的尺度の比較である。筆者は基本的にＥＢＭにもとづく姿勢について完全に正しいと考えている。しかし一方で、精神科臨床の場合に、ＥＢＭを打ち立てるうえで、困難をともなう部分があることにも注意を払う必要があると考える。なぜなら、科学的証明が可能な事実の抽出のためには、しばしばさまざまな雑多な要素を絞り込み、削り落とすことが必要とされる。この絞り込みの部分に注意が必要なのだ。

テンプル・グランディンは動物の研究が、フィールドワークの裏打ちなしに、実験室で数理モデルを用いた抽象化された研究のみによって占められると、動物の実態から非常に乖離した、役立たない研究が増えるのではないかと、彼女の動物精神医学の本『動物が幸せを感じるとき』（Grandin, et al., 2010）のなかで懸念を表明している。生き物の行動は複雑系なので、研究室の研究者とフィールドワークの研究者が協力をする必要があるのではないかと。

筆者の懸念はグランディンと同じである。精神科臨床こそ究極の複雑系ではないか。たとえば、どれだけ「科学的」治療研究を行なったとしてもそこに関係するじつは非常に重要な背景に対して気づかずに測定を行なったら、その成果にどれだけ臨床的な意味があるのだろうか。とくに、その後の人生に広範囲な影響を与えるものについてである。その代表は、一つは発達障害であり、もう一つは慢性のトラウマの既往である。筆者のような臨床を中心とした精神科医の役割は、グランディンの言うフィールドワーカーの立場であり、発達精神病理学の視点からのフィールドワークこそ、EBMを補完する役割があると考えている。

IV 自閉症の精神病理

1　明らかになった自閉症者の体験世界

精神病理学（psychopathology）には相互に密接に関連する二つの意味がある。一つは症状学（symptomatology）と同意味であり、もう一つは医学的心理学である（笠原、一九八七）。精神科疾患の中核をなす精神病圏の病態において、ごく最近までその病因に関しては皆目不明という状態がつづいた。そのなかで科学的な検討と治療を行なうためにとられた方法が、患者の病気の経過を注意深く辿り、そこにあらわれる症状を丹念に記載することによって、病気の種類とその経過、さらには治療のための模索を行なうという方法であった。こうして精神科疾患の症状を記載してみると、通常心理学では把握がきわめて困難なものがそこには含まれていた。たとえば幻覚であり、たとえば妄想であり、たとえば自我障害である。このため精神医学は、独自の医学的心理学を必要としたのである。それは患者の体験世界に関する心理学である。精神病理学はこのような通常の体験世界では届くことが困難な特有の体験世界を主として扱う。

一九七九年、ベンポラッド（Bemporad, 1979）によって、ジェリーの症例として知られる自閉症の一例報告が「自閉症および発達障害雑誌」（*Journal of Autism and Developmental Disorders*）に記載された。ジェリーは、レオ・カナーによって四歳にて自閉症と診断された三〇代の高機能自閉症青年である。レオ・カナーが診断したということは、彼の自閉症の診断に関しては何人も疑いを差し挟むことができない。正常知能でありながら、いまだに自己刺激への没頭もあり、報告の当時、社会的な自立はできていなかった。ジェリーの症例報告は短い論文である。そのなかでジェリーの回想は、わずか一頁半ほどのものであった。だが、この短い回想が、自閉症にかかわる世界中の人びとに衝撃を与えた。彼は述べる。「幼児期は耐えがたい音と、耐えがたい臭いに満ちていた、何もかも怖かった」と。犬のようなみずからの意思をもつものはとくに怖かったという。彼は数字を知って世界が変わったという。そして、こだわり行動とは、ものごとがそうなくてはならないという秩序であると言う。このジェリーの報告こそ、自閉症の得意な体験世界を世界に開いた最初の一歩であり、自閉症の精神病理学の始まりであった。

自閉症がどうやら特異な体験世界のなかにいるらしいことは、長年、彼らに接する者にとってはむしろ自明のことであった。だが、なぜこの領域の探求が遅れたのだろう。おそらく、自閉症の病因論が、情緒障害仮説から言語障害仮説に転換するなかで、「発達障害としての自閉症」が強調されるあまり、その体験世界への関心が一時的に薄れたことが大きな要因なのではないか。だが、翻って考えてみれば、自閉症をめぐる病因仮説がはしなくもころころと変わった主因は、自閉症の精神病理学の遅れにこそある。ジェリーの報告を嚆矢として、一九八五年にはフォルクマーによるトニーの症例報告、そしてテンプル・グランディンによる自伝（1986）、さらに一九九〇年代になるとドナ・ウィリアムズによる「自閉症だった私へ」（原題は *Nobody nowhere*, 1992）が登場する。このウィリアムズの自伝は世界的なベストセラーになり、世界のさまざまな地域でひっそりと生活をしていた高機能自閉症の当事者に、みずからの正しい診断と、そして自分自身の体験世界が、じつは人としては特殊なものであることを気づかせるきっかけになった（森口奈緒美『変光星』一九九六、もその一つである）。そして、この精神病理学の発展によって初めて、自閉症スペクトラムの広がりが正しく認識され、また臨床的に納得ができる病因論が次々と登場するようになったのである。

今日、臨床で出会う自閉症スペクトラム障害の中心は言葉を交わすことができる高機能群である。だが、逆にそのことによって、自閉症児・者が通常の心理学では届かない独特の深い体験世界のなかにいることが、ともすれば忘れられがちになっていることを危惧する。

体験世界を知ることが、なぜ必要なのか。ケアをするうえで何よりも重要だからである。たとえば健常な子どもを励まそうとしたら、われわれはどうするだろう。大声で声をかけ、手を握りしめ、抱きしめ、体を揺さぶる。これをたとえば知的障害をもつ自閉症スペクトラム障害の児童に行なったらどうなるだろう。大パニックを引き起こすことは免れない。こんな初歩に属する知識すら、行き渡っているとは思えない今日の現状がある。そもそも彼らが知覚過敏性を有することは古くから知られていたが、それがいかに中核的な問題であるのかがわかったのは、当事者の自伝が出揃ったあとであり、ずいぶん遅れて二〇一三年ＤＳＭ－５（APA, 2013）によって、初めて診断基準に採り込まれたのである。

この章ではあくまでも臨床的な立場から自閉症の体験世界をまとめ、さらに最近のトピックスである、自閉症スペクトラム障害とトラウマの問題に関して触れる。

2　自閉症の中核となる精神病理

(1)　社会的コミュニケーション障害とは何か

自閉症スペクトラム障害（ＡＳＤ）の診断基準に沿って、自閉症の中核的精神病理を検討してみよう。社会性の障害とは何か。それは他の人の体験と自分の体験とがおのずから重なり合わないということである（杉山、二〇一一ｃ）。われわれは暗黙裏に、自分の体験と人の体験に大きな差はないと考えている。このことが自閉症においては保証されない。その背後に、ミラーニューロンの障害がある（Dapretto, et al., 2006）。ミラーニューロンとは、一連の他者のある動作を見ているだけで、同じ動作をつかさどる運動野が発火を起こす現象である。これはサルの脳研究から始まって、人間にも存在することが明らかになった。この発見によって、新生児模倣の説明が可能になった。周知のように、自閉症において逆転バイバイが認められる。これは掌を自分の側に向けて行なうバイバイの動作である。これも問題は、なぜ一〇カ月程度の乳児が、掌を相手に向けて正しく模倣ができるのかである。

この説明もミラーニューロンによって可能になった。最近の論文では、ミラーニューロンの存在そのものに懐疑的なものも数多く報告されている（Hamilton, 2013）。しかし、臨床的にはミラーニューロンによって多くの未解決であった現象が矛盾なく説明が可能になる。臨床というフィールドワークの支えなしに、「科学的」研究のみが行なわれる危うさを示すものである。

社会性とコミュニケーション障害において、もう一つの大きな要因が、対人的な情報への自動的絞り込みがはたらかないことである（Ornitz, 1992）。健常な乳児は、二カ月児で人の声とそれ以外を識別している。乳児は自動的に、人が出す情報に引きつけられる強い指向性を有している。自閉症の場合、この機能のはたらきが不十分である。これは対人的な情報という側面において、ミラーニューロンの障害と共通点をもっている。その結果、自閉症においては、雑音が等価的に流れ込んでしまう。「幼児期の自分の脳は調整のきかないマイクロフォンのようで、すべての音が大音量で鳴り響いていた」とテンプル・グランディンは述べている。

自閉症児が人の顔を見ないことはよく知られており、それは今日、ゲーズ・ファインダー（土屋ら、二〇一五）に応用されるようになった。しかし、このような状態から、自閉症の幼児はしだいに、認知の焦点を合わせることが可能になってくる。それはちょうど、こだわり行動が始まる時期に一致する。すると、おそらくは意識的な認知の絞り込みを行なうため、今度は非常に狭く、限られた領域の認知のみに焦点があたり、それ以外の情報の入力が遮断されるという現象が生じる。過剰選択性である（Hermelin, et al., 1970）。一度に二つの刺激を提示されると一方が入力されない。とくに二つの異なった領域の刺激、たとえば言葉など聴覚的な刺激と、カードなど視覚的な刺激を同時に出したとき、一方のみで処理できる情報がいっぱいになってしまうことがよく起きる。手を握って話しかけられれば、手を握られただけで処理できる情報が限界に達し、言葉はまったく入らないということが起こる。グランディンはみずからを、大容量の記憶装置をもつ八ビットマシンと呼んでいる。

(2) 自閉症のコミュニケーション障害

自閉症のコミュニケーション障害について扱う前に、注意を喚起したいのは、自閉症にはすべての形の言語障害が認められるという事実である（杉山、二〇〇四）。かりに言語の理解の能力を単純に○（可能）と×（困難）、発語の能力を○と×とに分ければ、四つの類型ができあがる。臨床において、自閉症にはこのすべての組み合わせが認められるのである。理解×発語×の場合は、神経心理学では、聴覚失認という形になる。このタイプの自閉症は、音素の模倣も困難であることが明らかになっている。理解○発語×は、内言語は豊かなのに、発語が非常に遅れる場合で、言語失行に相当する。自閉症患者として知られる作家・詩人の東田直樹がこのパターンである。一方、理解×発語○とは、超皮質性失語症に相当し、機械的なオウム返しのみが認められるタイプの自閉症である。言語執行型も、超皮質性失語症型も、フォローアップをしていくと、徐々に×であった言語機能が発達をしていき、それぞれ発語、言語理解が向上していくのを見ることができる。

さて、自閉症におけるコミュニケーション障害は、世界を席巻した言語障害仮説の時代に十分な検討がすでに行なわれており、とくに発達性言語障害のうちで理解も悪く発語も遅れるタイプ（受容表出型発達性言語障害）との比較によって、言語障害のみでは社会性の障害を来さないことが明らかにされ、自閉症におけるコミュニケーション障害は、語用論的障害という結論になった。では、語用論的障害とは何か。

ここであらためて注意を喚起したいのは、言語学的な言語能力の各階層においてもまた、自閉症にはすべての階層の障害が認められるということである。言語学的な階層とは、音韻論（構音）、統語論（文法）、意味論（意味理解）、語用論（言語表現）から成り立つ。それぞれ先に述べた類型からいえば、聴覚失認型は音韻論に、言語失行型は統語論に、超皮質性失語症型は意味論にそれぞれ該当する。このような純粋な形ではなくとも、部分的にその障害の要素をいくらかはもつ自閉症スペクトラム障害児は少なくない。

そのうえで、自閉症の社会性の障害を念頭に、語用論的障害について考察してみると、ミラーニューロンの障害による現象である逆転バイバイと自閉症のオウム返しとの共通点に気づく。疑問文での要求において、日本語で省かれているのは「あなたは」という言葉であり、この文章において（通常の語用とは異なって）欠けるのは「私が」という主語である。つまり、主客が逆転した言語の使用である。これは自閉症の社会性の障害のうえに、言語が発展した形にほかならない。この社会性の障害を基盤にした言語機能の不全が語用論的障害と呼ばれるものの中核である。このようなかたちで展開される言語機能は、会話における挨拶など、体験の共有としてはたらくことば、言い換えれば言語における共同主観的機能に障害が生じることになる。

われわれはもやもやしたもの（言語学でいうシニフィエ）に名前（シニフィアン）をつけて対象を切りとっていく。言葉によって切りとられることで、ふつうはそこに、私の認識として対象化され、そこに心理的距離がつくられる。この心理的距離を共有した認識こそ、言語における共同主観的機能の本質にほかならない。しかし、「私」が欠落したうえに発展した言語において、認知対象とのあいだに心理的な距離がつくられない。「私」は対象そのものになってしまう。このような認知の仕方において、言語を用いた汎化や概念化が困難になることも当然である。

さらに、実行機能不全としてまとめられることが多いパースペクティブの障害は、じつはこの距離の欠如がもたらす一つの帰結である。

(3) 想像力の障害とこだわり行動

こだわり行動には、発達的な一連の順序があることを、石井（一九六二）は一九六〇年代から指摘していた。ここで体験世界に沿って、この一連のこだわり行動の説明を試みてみる。

最初にあらわれる「自己刺激行動」とは、情報の洪水のなかで立ち往生している自閉症児が、みずから恒常的な刺激をつくりだし、刺激入力を遮断している姿にほかならない。このような混沌とした世界のなかから、わかりやすいものを手がかりに自閉症児は世界の認知を始める。これがこだわり行動の開始である。このこだわるものの登場によって、「興味の限局」が認められることになるが、それは、識別が容易な特性をもつもの、たとえば永遠運動（回転物、落下水滴など）、そしてもともとわかりやすくつくられた記号や、ロゴマークなどである。これは、こんな喩えがわかりやすいかもしれない。われわれがロシアの街角を歩いている。看板はすべてロシア語で書かれていて何もわからない。遠くに日本語で「日本レストラン」と書かれた看板が見える。すると、その看板に向かってわれわれは突進するだろう。同じように、混沌とした世界のなかに、換気扇だけがポツンと見える。すると、それが体育館だろうがスーパーマーケットだろうが、そこに向かって自閉症児は突進する。

次の「順序固執」は、世界に秩序があることを理解するようになった姿である。まさに先に紹介したジェリーの「ものごとのかくあるべき」秩序である。カレンダーへの固執なども、このころに認められる。コミュニケーションが発達してくると、今度は「質問癖」に転じる。これは彼らの対人関係の広がりにほかならない。そして最後に、高機能群は「ファンタジーへの没頭」が認められるようになる。これはいうまでもなく、精神世界の発達である。

このようなこだわり行動の発達を見ることは、とっつきがたい重い知的障害をともなった自閉症の子どもたちの体験世界を推し測るうえで非常に役に立つ。こだわりを聞けば発達レベルが大体わかるのである。

(4) 知覚過敏性をめぐる問題

知覚過敏性の問題は、たいへんに重要である。感覚プロフィール尺度（Dunn, 1999）による自閉症スペクトラム障害の識別率は、大方の自閉症尺度をはるかに上回ることが知られている。これはこの領域がいかに自閉症の中核的な問題であるのかを示している。しかし、この問題がこれまであまり重視されてこなかったのには理由がある。第一に知覚過敏性は、そのなかに生きている当事者にとってはふつうのことであり、それが異常であるという自覚は外から指摘をされて初めて生まれることである。知覚過敏性の有無について、具体的に掃除機の音を嫌わないか、エアタオルは大丈夫か、砂の上を裸足で歩けるか、特定の場所でフリーズしないかなど、確認を行なう必要がある。第二は、それが鍵構造をつくることである。このあと述べるタイムスリップという記憶の病理の介在によって、嫌悪刺激に暴露した折りにそこにたまたま存在した物や、場合によっては連想させる状況によって、フラッシュバックが生じ、嫌悪刺激の暴露と同じ状況が生じるのである。

最新の研究では、扁桃体の問題ではなく、帯状回が介在しているのではないかということが示唆されている（鈴木、未発表）。また帯状回というさまざまな入力の調整が行なわれる場所を想定すると、この鍵構造の説明がより用意に可能になる。

(5) 自閉症の解離を用いた適応

この知覚過敏性への対処法として、自閉症児は解離を用いる。つまり、意識を飛ばして適応をはかるのである（杉山、二〇一一c）。このような対処法に熟達した自閉症者のなかには、意識モードを自在に切り換えることができる者が存在する。自閉症における解離の問題は、これまでほとんど注目されてこなかった。しかし、ファンタジーへの没頭から解離まではほんの一歩で到達する。もちろんのこと、解離する能力と捉えたほうがよいのである。

この解離という現象に注目すると、さまざまな側面で、自閉症者が解離を用いていることにも気づく。たとえば、高機能者で適応がよい場合には、他者をそっくり取り込んで適応をはかることがよくある。それが非常に巧みに、さらに適応的な場合、他者を取り込んだことを本人も周囲もまったく気づかないで経過することがある。さらに、とくに子ども虐待が掛け算の場合には多重人格例もある。

有名なのはドナ・ウィリアムズの場合である。彼女の自伝を読むと、適応的な人格キャロルはたまたま幼児期に彼女が公園で出会った少女から、攻撃的なウィリーは加虐者でもある母親から取り込まれた人格であることがわかる。このドナの例のように、多重人格であっても、意識の断裂が自閉症スペクトラム障害の多重人格例ではふつう見られないことが多い。さらに、その延長線上に、自閉症児・者の一過性憑依がある。たとえば、いじめ被害を受けつづけている自閉症青年が、そのいじめっ子そのものになって大暴れを始めるといった現象である。

このような自閉症独特の解離が起きやすい理由としては、主語の欠落が背後にあるのであろう。対象との心理的距離がなく、対象（これはファンタジーや記憶表象も含む）に吸い込まれるような認知の仕方の延長に、意識モードを変え、さらに他者をそっくり取り込むのである。

(6) タイムスリップ現象

自閉症スペクトラム障害の児童・成人がはるか昔のことを突然に想起し、あたかもつい先程のことのように扱うことがある。これを筆者はタイムスリップ現象と命名した（杉山、一九九四）。過去の事象の現在への侵入であり、このような現象は ecmnesia として古くから記載されていた。また、トラウマにおけるフラッシュバックと極似しているが、たとえば楽しい記憶に対しても生じるなど、自閉症独自の要素もあるため、筆者は固有の名称を付した。フラッシュバックと同様、想起というより再体験である。

もう一つ、タイムスリップ現象において重要な点を指摘しておきたい。それはチックとの類縁性である。この問題はあまり指摘されていないが、トゥーレット障害の汚言症はまさにフラッシュバックそのものである。この延長線上に、筆者が行為チックと呼ぶ現象がある。それは、自閉症児がある出来事をそのままそっくり再現してみせる現象である。「何やっているんだおまえは！」「もうしません、ごめんなさい」などと、過去に（おそらく）教師に叱責を受けた場面を自閉症児が一人二役で演じてみせることがある。さらに、その延長線上に展開するのが、解離のところで触れた一過性憑依である。このように見ていくと、チックと解離とが自閉症という体験世界のなかで、先に述べた主語の欠落と表象とのあいだの距離の欠如のうえに、一連につながっていることがわかる。

タイムスリップは、それによる殺人事件まで起きているので治療は非常に重要である。筆者は、治療に関して試行錯誤を繰り返してきたが、子ども虐待臨床でトラウマ処理という特殊な技法を学び、初めて対応が可能になった。このことに関しては、のちにまとめる。

3　自閉症とトラウマ

(1)　自閉症はトラウマを受けやすい

心理的距離のない体験とは、まさに心的外傷におけるトラウマ体験がその一つである。そうであるからこそ、自閉症においては楽しい記憶に対してもタイムスリップが起きるのである。だが忘れてならないのは、実際のトラウマもまた非常に多いという事実である。知覚過敏性のために、幼児期の自閉症児はしばしば怖い世界のなかにいる。さらに、実行機能の不全から生じるパースペクティブの障害とは、次に起きることが予測できない。これは本人の側からすると、不意打ちの体験が連なることになる。さらにこれに、愛着形成の遅れが重なる。自閉症スペクトラムにおいて、愛着は形成されないわけではなく、学童期後半になって初めて強い愛着の形成が可能になる。自閉症を発達課題という側面から見れば、健常児における幼児期の社会性を保障する発達課題が、ことごとく学童期後半にズレるのを見ることができる。

愛着の未形成は何をもたらすだろうか。愛着行動とは、乳幼児が不安に駆られたときに、養育者の存在によって、その不安をキャンセルする行動である。この行動の反復のなかで、しだいに通常の幼児は、目の前に養育者がいなくとも、その姿を想起するだけで、不安に駆られなくなってくる。これが愛着の形成である。愛着は、社会的行動の基本であるだけでなく、自律的な情動コントロールの基盤でもあり、さらに愛着は強力なトラウマからの防波堤となる。われわれが困難に直面したとき、どのようにしてそれを乗り越えるのかを考えてみるとよい。愛着者の存在によって、あるいは自分に愛着を寄せてくれる者の存在によって困難に立ち向かうのである。つまり、愛着の未形成は、本人の側はトラウマのバリアーが著しく弱くなることを意味する。その一方で、愛着の未形成は養育者の側には、強い欲求不満を生じることになる。これは虐待の高リスク要因になっていく。

自閉症児が受けやすい迫害体験は、診断が遅れたときに生じやすい。過剰な叱責、さらに子ども虐待、そして学校教育でのいじめがある。われわれの臨床経験では、迫害体験、なかでも子ども虐待は、自閉症スペクトラム障害に限らず発達障害全般において、最悪の増悪因子となる（Kawakami, et al., 2012)。自閉症において、不快刺激は時間による軽減がなされず、タイムスリップによる再体験を繰り返す。とくに知的障害をともなった自閉症児に対して誤った対応が繰り返されたとき、不快記憶の貯蔵庫があふれ、周囲の、とくに対人的刺激がことごとく不快刺激に転ずることも起こりうる。これが強度行動障害であり、他者の存在がすべて悪性の刺激になった実例である。

(2) トラウマの治療

先に触れたように、筆者は子ども虐待臨床に従事するなかで、トラウマ処理という特殊な技法を学び、それが自閉症のタイムスリップ現象に使えることに気づいた。ＥＭＤＲ（eye movement desensitization and reprocessing：眼球運動による脱感作と再処理法）は、一九八九年フランシス・シャピロによって開発されたトラウマ処理法である。二〇〇〇年ＩＳＴＳＳによって有効なトラウマ処理法と認定され、しだいにアメリカ退役軍人協会、英国保健省、イスラエル保健省などでＰＴＳＤへの有効な治療法として推奨されるようになり、ＷＨＯでも公認された。

基本的には、トラウマ記憶を想起させながら左右の眼球運動を加えると、トラウマ記憶とのあいだに心理的な距離がとれるようになるという事実から展開している。この眼球運動に代わる手技がその後、いろいろ開発をされた。左右交互刺激であれば、どのようなものでもそれなりの効果を示すのである。それらは、タッピング（治療者の左右の手を対面する患児の右左の手のひらで交互に叩かせる）、ドラミング（ものを左右交互に叩かせる）、バタフライハグ（胸の前で手を交差させ、患児の左右の手のひらで、自分の反対側の腕のつけ根をパタパタと交互に叩かせる）、イヤホーンを用いて左右交互に音楽を聴かせるなどの技法がある。さらに、パルサー（五八頁・写真２－１）と呼ばれる左右交互に振動をつくる機械を両手に握らせる処理法もある。

　自閉症スペクトラム障害に対してＥＭＤＲを実施するときに、彼ら独特のむずかしさがある。それは二つのことを一緒にするのが困難という特性のため、眼球運動と想起を同時にできないということ、さらに記憶のネットワークがつながりにくく、処理による汎化が困難ということである。健常児・者の場合、一つのトラウマ記憶に距離をつくることができて、マイナスの記憶が正しい認識に変わると、あたかもオセロゲームの駒が次々と反転するように、関連する他の記憶もプラスへと一時に変わっていく。ところが、自閉症スペクトラムの場合、このような他の記憶にも波及するということが見られない。

　そこで筆者が考えたのは、パルサーを用いて、想起に対し受け身で交互刺激を加え、さらにトラウマのエピソードの訴えがあったとき、個々のエピソードに対してすべて個別に実施を行なうという方法である。これは汎化が起こらないものの、各エピソードの処理時間は二〇回程度の交互刺激を数回行なえば事足りるので数分で終わる。筆者はこれをチャンスＥＭＤＲと命名した（杉山、二〇一一ａ・ｂ）。

　八歳の高機能ＡＳＤの女児である。幼児期にＡＳＤ診断を受け、その後継続的なフォローアップを行なってきた。小学校入学後、支援クラスに籍を置き、参加可能な科目は通常クラスに通っている。支援クラスにおいて、挑発、暴力を繰り返す男児が在籍し、しばしばいじめ被害を受け、さらに教師の指示がしばしば矛盾し、また患児が混乱したときに教師が謝罪しないので、余計に混乱するということを繰り返していた。外来時には「今月のいやだったこと」の報告になる。そこで「いやだったことを思い出して」と指示をしてパルサーにて数セットのEMDRを行ない、その後、安全な場所（ホッとできるイメージを想起しながら交互刺激を加える）のワークを二セット行なう。それで患児はにっこりとして、これらの出来事がトラウマとして堆積してしまうのを防ぐことができるのである。

4　自閉症の認知における局所優位性

自閉症の認知特性をまとめると、狭く、しかし独自に深く、認知していることが見えてくる。筆者は、これを自閉症の認知の穴と呼んできた。狭いところから見ているため全体像が見えないのである。自閉症の突飛な行動はほぼすべて、このような狭いところのみに焦点があたっている結果生じた誤解か誤学習にすぎない。だが、その狭い部分において、非常に深い認知がなされる。たとえばテンプル・グランディンは、多様な犬がなぜすべて犬と呼ばれるのか非常に不思議に思い、さまざまな犬種の写真を見てみたという（グランディン、二〇〇〇）。その結果、犬には共通項があることを発見した。それは鼻の穴の形である。このような、自閉症独自の認知の仕方はマイナスとは限らず、活用いかんではプラスに転化することが可能である。まさにこれは、牧場の設計者として成功を収めたテンプル・グランディン自身が証明したことである。

岡は、認知の穴というネガティブな言い方ではなく、局所優位性という言葉を用いることを提唱し、言葉による理解が優先する聴覚言語優位型と、映像による理解が優先する視覚映像優位型とに認知の様式が分けられることを示した（岡、二〇一〇）。このことの重要性は、何よりもこの認知様式のちがいにもとづいて教育の仕方がまったく異なるからである。さらに自閉症スペクトラム障害の場合、視覚優位性の特性をもつ者が多いのであるが、ときとして聴覚言語優位型の場合もある。だが、このような例においてしばしばパースラインの失認をともない、その結果、相貌失認が生じる。「自閉症だったわたしへ(Ⅲ)」のなかに、この相貌失認に対し、カラーグラスを用いて情報量を落とすことで補正ができるという体験が記されている。

海外の特別支援教育において、2E(twice exceptional children:二重に例外的な子どもたち)と呼ばれるグループが注目を集めてきた。認知の峰と谷の両者をもつ子どもである。2Eの場合には、しばしば独自のハンディキャップをもつことがあり、その代表がパースラインの障害による相貌失認である。この2Eの多くは、知的な遅れをもたない自閉症スペクトラム障害を基盤にもつ子どもたちである。わが国では、認知機能の谷間に対する教育は整ってきたが、峰に対する教育は未開拓である。わが国の特別支援教育は今後、他の先進国のように「ギフテッド(才能児)」のための特別支援教育にも拡げていくことが必要である。そこで得られた技術や知識は他の特別支援教育の対象児にも活用ができる。また、特別支援教育を通常教育より一段低いものと見なす一般的な偏見を正す一助にもなるだろう(岡・小倉・杉山、二〇〇九)。

筆者は、知的に低いわけではないが、自閉症スペクトラムの特徴をもつ子どもたちへの接し方が、ふつう児への接し方とはおのずから異なることを、とくに教師に対して説明をするためによいテキストがないかと悩むことが多かった。そして見つけたのが、「all cats have asperger syndrome」という英語の絵本である(Hoopman, 2006. 写真2-2)。通常児と自閉症スペクトラム児とはまさに、犬

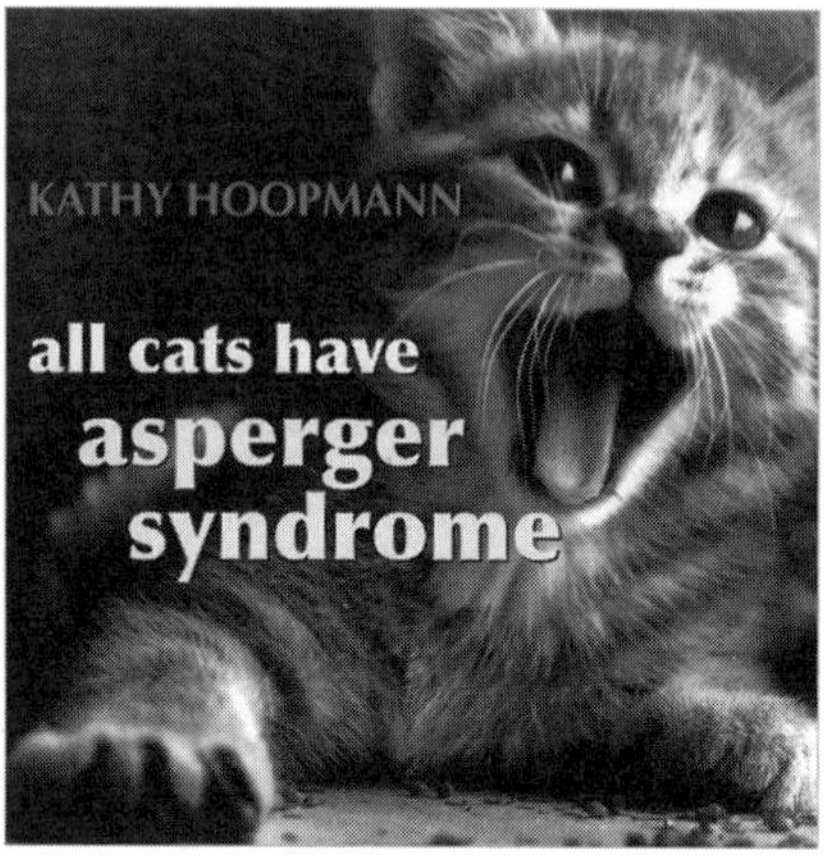

写真2–2　all cats have asperger syndrome

とネコのようにちがう。なによりもネコ（ＡＳＤ）は負の強化子では躾ができない。よい行動を強化することによってのみ、不快をともなうこともできるようになるのである。パニックは恐怖から生じ、一度、強烈に怖い体験をすると忘れてくれない。適応的な行動は準備が必要であるのだ。犬は犬の良さが、ネコにはネコの良さがあり、それぞれどちらが優れているということはない。

自閉症スペクトラムに限らず、われわれは発達障害をマイナスの側面を中心に見てきたきらいがある。発達のなかに凸凹があれば、生きている脳はその凸凹を修復すべく、代償的機能を発展させる。こうして、さらに凸凹が鋭くなり、２Ｅの形をとるようになる。その認知からもたらされたものは、ときとして人類への大きな寄与をもたらすこともある。そうでなくては、とくに社会的な苦手さに絡む「障害」の素因が今日まで生き延び、増えていけるはずもない。これからの治療、教育において、このような凸凹のプラス面を伸ばしていくことが、その目標に正面からきちんと据えられなくてはならない。

5　自閉症と複雑性ＰＴＳＤ

発達障害の転帰を悪化させる問題は、発達の問題そのものより情緒的なこじれであると以前からいわれてきた。発達障害は、情緒的な問題を引き起こしやすい。では、情緒的なこじれとは何か。筆者なりにまとめると、愛着障害およびフラッシュバックに集約できる。愛着障害については先に述べたが、より平易に言い換えれば、安心できない状態で育ったことによる副作用である。情緒コントロールが不安定で、すぐに戦闘モードになってしまう。また、フラッシュバックとは、トラウマに直面したとき、処理できない辛いことを記憶から消去するというかたちで対応を繰り返しているうちに、それらの記憶が一般的な記憶とは別の脳の部位に収納され、ささいな引き金刺激によって突然再体験が起きる現象である。

二一世紀になって、子ども虐待による慢性のトラウマによって、脳にはたらきや形の変化が起きることが明らかになった（友田、二〇一五）。また、自閉症スペクトラム障害の拡がりによって多くの精神医学的問題が、発達障害の併存症として生じている（杉山、二〇一一ａ）という事実が明らかになったが、困ったことに、これまで精神医学は二つの問題を考慮に入れずつくられてきた。一つは発達障害であり、一つはトラウマである。

筆者は子ども虐待の臨床のなかで、発達障害と子ども虐待との複雑な絡み合いに驚き、またその親の側の治療を重ねるなかで、この親においても発達障害と子ども虐待の既往があることに気づいた。

これは、次のような組み合わせになる。子どもは自閉症スペクトラム障害の特徴をもち、多くは注意欠如多動性障害の併存がある。被虐待の既往があり、学校での暴力行為や指示への不順、さらにパニックを起こして大暴れなど、著しい不適応行動が存在する。親の側は、さまざまなレベルの自閉症スペクトラムがあるが、主には凸凹レベルが多い。被虐待の既往があり、現在は加虐をしている。子どもの側に、気分変動や癇癪の爆発、親の側に双極Ⅱ型類似の激しい気分変動が認められる。親の側において精神科未治療者は少数、しかし寛解を得られていない。それどころか、精神科受診によって悪化をする例も少なくない。これらの症例は親子ともに、発達障害（凸凹）と複雑性PTSDの両方の要素をもつ。この問題は○章○で詳述した。

筆者は、必要があれば親の側のカルテも作成し、親子併行治療を行なってきた。親のカルテをつくる理由は、子ども虐待の症例において子どもを治療するだけでは不十分で、親の側もまた治療が必要とされる。ところが、受診した子どもの親に関して見れば、精神科未受診の症例はむしろ少数派であるのに、寛解した者がほとんど存在しなかった。そのゆえにこそ親子併行治療を必要とするのである（杉山、二〇一一a）。

発達障害の有無にかかわらず、被虐待児は青年期に至ると気分変動を示すものが多い。この場合、複雑性PTSDという病理に気づかなければ、うつ病、さらには境界性人格障害と診断される例も多く、解離性幻覚があれば統合失調症という誤診も多い。この気分変動を診断カテゴリーに機械的にあてはめれば、先に触れたように双極Ⅱ型になる。この群をうつ病と診断し、抗うつ薬が処方されたとき、逆に悪化するのは当然として、双極Ⅱ型としても一般的な気分調整剤の服用による治療では気分変動を止めることが非常に困難であった。

この難治性の気分変動の起源を辿ってみると、学齢児の被虐待児に認められる激しい気分の上下にゆきつく。これは、抑うつの基盤にハイテンション（一般に午後になると）が認められるという被虐待児特有の気分変動である。これが徐々に怒りの爆発など、気分調整困難へ発展する。さらに、その背後には愛着形成の障害がある。愛着の未形成は、みずから不安をなだめることを不可能にし、多動、不注意、気分変動、そしてさらに社会的な行動の障害が同時に認められるのである。この臨床像はＤＳＭ−５に登場した重篤気分調整症（Disruptive mood dysregulation disorder：DMDD, APA, 2013）に合致するが、この診断カテゴリーには子ども虐待との関連の記載はない。しかし、愛着障害を基盤にした気分調整不全が、成人に至ったときに双極Ⅱ型類似の気分変動を生じると考えれば、臨床的な経験に一致する。

親にはきょうだい差別のエピソードも多い。その理由は、ＡＳＤ類似の凸凹を抱えた子どもの場合、理屈っぽく可愛さに欠ける子どもであることが多かったからではないかと思う。そして、親の側も学校教育では継続して孤立、激しいいじめがある。つまり親の側は、さまざまなレベルの迫害体験を有していて、対人関係における被害的な傾向もしばしば認められる。そして青年期以後、気分の変動が生じるようになる。女性の場合、出産後の抑うつも多い。数多くの症例を経験すると、ほとんどが同一のパターンを示しているのに逆に驚かされる。前面にあるのは非定型的な双極性障害類似のエピソードであり、その背後に慢性のトラウマが認められるのである。

これらの症例に一般の成人量の処方を行なうと、副作用のみが著しく出現し、薬理効果は認められない。彼らの多くが過敏性を抱え、薬物治療に対しても非常に敏感に反応するからであろう。むしろ炭酸リチウム一～五ミリグラムおよびアリピプラゾール〇・二～〇・五ミリグラムという極端な少量処方が安全かつ有効である。

また、トラウマに起因するフラッシュバックに対しては、神田橋條治によって見出された漢方薬の服用が必要である（神田橋、二〇〇七・二〇〇九）。桂枝加芍薬湯二～三包および四物湯二～三包を同時に服用する。前者は小健中湯、桂枝加竜骨牡蛎湯に、後者は十全大補湯に置き換えることもある。この服用によってフラッシュバックの圧力を軽減させることができれば、ＥＭＤＲによるトラウマ処理を比較的安全に行なうことが可能である。経験を積むうちに、時間をかけたトラウマ処理を行なうと、吹き出すフラッシュバックにおびえ、悪化や治療の中断が多く生じることに気づいた。むしろ、チャンスＥＭＤＲの形で、短時間の処理を行ない、トラウマの内部圧力の軽減を繰り返すという治療のほうが、確実に治療がすすみ、また安全性が高いことに気づいた。

じつは、この親の側は、近年批判を集めている精神科臨床における多剤大量処方の中核でもある。なぜ多剤大量処方になるのかといえば、通常の量で、無効だからである。なぜ無効なのかといえば、診断が誤っているからである。発達障害の既往とトラウマの既往が見逃されていることがすべてである（杉山、二〇一五）。

近年、学校教育や臨床の現場において、難治例として対応する者を悩ましているのは、このような特徴をもつ親子の組み合わせである。これらの症例に対して正しい対応を行なうためには、このように発達精神病理学的な視点が必要とされる。

V 三〇代を過ぎた自閉症

1 全体像

私たちの年代の児童精神科医が継続してフォローしてきた自閉症とは、われわれの師匠たちがわが国に児童精神医学を立ち上げ、初めて「自閉症」という診断を行なった者たちを若林（一九八三）にならってわが国の第一世代と呼ぶのであれば、自閉症の第二世代にあたるのではないかと思う。第一世代に比べたとき、二つの点においてよい変化がある。一つは、皆無ではないが、情緒障害仮説の影響をあまり受けていないことである。つまり、遊戯療法といった対応に終始せず、教育がきちんと行なわれた。第二は、高機能群の発見である。知的障害をともなわない自閉症が独自の問題を抱えることが意識され、筆者および辻井正次によってつくられた「アスペの会」など、そのための対応が初めて行なわれたグループである。その後、わが国では「アスペ」の大増殖が生じたのであるが。

資料として、筆者が長年にわたってフォローしてきた自閉症スペクトラム障害（ＡＳＤ）の青年のうち、三〇歳を超えた者二七名のリストを表２‐７に掲げる。少なくとも小学生年齢以前にフォローアップが開始され、継続的なフォローを行なっている者に限定し、青年期以後に初めて相談を受けた者や、ＡＳＤの子どもの診療のときに、親の側も診断を受け、治療が始められた成人は加えていない。ちなみに、成人まで未診断であったということは、軽症であるということをまったく意味しない。むしろ、二次障害や併存症の問題が複雑に絡み合っていて、治療に難航する例が多いことは周知のとおりである。

対象の二七名中七名はＤＳＭ‐Ⅳを用いてアスペルガー障害と診断される。残りの二〇名中、九名はいわゆる高機能群で知的遅れをもたない。この計一六名は数名の例外を除き、いずれも「アスペの会」の初期からの会員である。一一名は知的障害をもち、障害年金などのために測定した二〇歳前後の知能検査で、軽度二名、中等度一名、重度五名、最重度三名である。このように全体像といっても、知的能力だけをとっても非常に幅の広いグループである。

最終学歴は、中卒（病弱養護中等部）一名、高卒二名、養護学校高等部卒一三名、専門学校卒四名、大学卒五名、大学院卒二名である。おおむね知的能力に一致しているが、＃16のように、正常知能でも不登校のまま中学で学歴が終了している者も存在する。最重度の知的障害をともなう三名はいずれも言葉のない自閉症である。だが、この群も養護学校高等部まで教育を受けることができた。症例において後述するように、強度行動障害を生じかねない基盤をもちながら、全員が、年々対応の手間が楽になってきており、社会的な経験を積み重ねることの重要性を、こんな極端な例からもうかがうことができる。

一三名は就労、うち障害者枠の就労が五名である。また一覧で明らかなように、高学歴という要素は、その後の良好な社会的適応をまったく約束していない。大学卒の一名は併存症のため、一名は併存症と被害的対人関係のために就労ができていない。大学院卒のうち一名は、いまだに就労を果たしていない。彼は知的に非常に高く、他者への悪意はまったくなく、年々社会的な学習を積み重ねてきてはいるが、高校生までの激しいいじめに起因する緊張時頻脈や高血圧などの心身症症状と軽度の強迫が残遺し、また細かな対人配慮のレベルにおいて自閉症独特の症状を残している。研究職やホワイトカラーに彼がこだわらなければ職場も拡がるのではないかと考えるが、現在までのところ方向転換は困難である。施設入所者が二名おり、他は家族と同居している。筆者にとって残念なのは、まだ独立して暮らす者がいないことと、既婚者がいないことである。

精神科併存症は、気分障害が五名、うち三名は双極性障害である。筆者の側の治療経験の蓄積によって、手前味噌ながら、全体としてはこれらの精神科的併存症への治療成績は徐々に向上しているという印象をもつ。成人になってから、筆者によってトラウマ処理を行なった者が二名いる。てんかんが三名に認められ、いずれも継続的な服薬をしているが、全員コントロールは良好で、二〇歳を過ぎててんかん発作を生じた者は少ない。

表2－7に示すように、じつにさまざまな経過があり、この成人達を「自閉症」という言葉で括ってよいのか思わず首をひねるが、内部間の比較ではそれぞれ個性的でも、おそらく他の発達障害、精

自閉症とその概要

教育歴・就労状況	特記すべき事項
小中普通→専門学校→パート	緘黙あり、女性下着への興味、20歳頃からパートで働くように
小～中普通→専門学校→障害枠就労	学習の遅れ、孤立、専門学校卒業後パートで就労を果たす
小～高普通→専門学校→障害枠就労	就労できず障害枠で安定就労、24歳過ぎて強迫的予期不安
小～大普通→大学院→就労	タイムスリップ頻発、女性下着や幼女への興味、非社会的行動は徐々に改善
小～高養護→在宅→授産所	肥満、ピクウィック症候群、うつ病は徐々に軽快
小中特→高養護→授産所	字に対する興味、陸上でのスペシャルオリンピック出場を楽しみにしている
小～高養護→授産所	言葉のない最重度自閉症、反芻が改善せず、周期的な不機嫌も
小普通→中特→高等養護→障害枠就労	就労自閉症、大きな問題なし、アスペの会の友人との交流
小～大普通→就労	学校での激しいいじめ、大卒後就労、直ぐに失職、工場勤務で就労
小中特→高等養護→障害枠就労	障害枠就労、その後大きなトラブル無く仕事に通う
小～高普通→就労	企業就労、高校に始めたパーカションで市民オーケストラに参加
小～高養護→就労	多動、激しいチックと自傷、しかし仕事にはきちんと通う
小～大普通→在宅	気分変動と強迫行為にて生活に支障、タイムスリップあり
小～大普通→就労→在宅	就労するが、被害的になり幻聴も一時期、その後在宅に
小普通→中養護→在宅	小学校から不登校のまま中学卒業、いわゆる引きこもりに
小～高普通→専門学校→就労／その後失職	母親のうつ病でネグレクト、郵便局にパート就労するがうつ病で失職
小中特→高養護→就労	仕事にきちんと通う、24歳頃から「どうしたら自閉症が良くなるか」など悩む
小～大普通→就労→在宅をへて就労	非常識な行動、被害念慮が続き失職、在宅を経て再就職
小普通→中特→高養→授産所	22歳を過ぎて激しいタイムスリップによる他害自傷、治療に10年を要する
小～大普通→大学院博士	激しいいじめ、心身症状あり、大学院を卒業するが就労できず
小～高養護→授産所→施設	こだわりによるパニックが多発、25歳を過ぎて施設入所、徐々に落ち着く
小～高普通→就労→数度の失職を経て再就労	就労後失職、何度も失職した後、障害者枠で就労し安定する
小～大普通→授産所	被害的、気分変動あり、就労の失敗を重ね、授産所に通う
小中特→高養護→障害枠就労	就労しよく働くが、数年に一度程度不調になり服薬をする
小～高養護→作業所	言葉が８歳にて退行、てんかん発作、その後カタレプシー様状態に
小特→中高養護→就労挫折２回→授産所	てんかん発作あり、障害者就労をするが失職、ゴミあさりなど非社会的趣味あり
小～高養護→授産所→施設	言葉なし、極め付きの多動であったが、徐々に落ち着き、現在は施設入所

表2-7　30代になった

#	性別	現年齢	DSM-IV診断	知的障害	精神科併存症	家族歴
1	m	30	アスペルガー障害		元緘黙	
2	m	30	自閉症			
3	m	30	アスペルガー障害			
4	m	30	自閉症			
5	f	30	自閉症	軽度	てんかん／うつ病	
6	m	31	自閉症	重度		
7	m	31	自閉症	最重度		
8	m	31	自閉症			
9	m	32	自閉症			父親自殺
10	f	32	自閉症	軽度		
11	m	32	自閉症		脆弱X症状群	
12	m	33	自閉症	重度		
13	m	33	アスペルガー障害		双極性障害	
14	m	33	アスペルガー障害		双極性障害	両親離婚
15	m	34	アスペルガー障害		心身症	
16	m	34	アスペルガー障害		うつ病	母親うつ病
17	m	35	自閉症			
18	m	35	自閉症			
19	m	37	自閉症	重度		
20	m	38	自閉症		心身症、強迫症状	
21	m	38	自閉症	重度		
22	m	38	自閉症			
23	m	41	アスペルガー障害		双極性障害	
24	m	41	自閉症	中等度		
25	f	41	自閉症	最重度		妹やせ症
26	m	42	自閉症	重度	てんかん	
27	f	46	自閉症	最重度	てんかん	

神疾患との比較においては共通の要素をもち、いわゆる家族的類似性をきっちりと示すのであろう。

2 症例

いくつかの症例を紹介する。いずれも個人の匿名性が保たれるための配慮を行なっている。一つの理念型としてお読みいただければ幸いである。

【症例#6】 三三歳、男性、自閉症

初診時二歳七カ月である。胎生期特記すべき異常なく、周産期、微弱陣痛のために促進分娩を行なったがApgar九点と仮死はなかった。お坐り五カ月、始歩一四カ月、歩くと同時に、どんどんどこかにいってしまうことが目立ち、一歳六カ月健診でチェックを受けた。二歳ころ、迷子が一回、目は合ってもすぐにそれてしまい、言葉の理解は不良だった。二歳過ぎに地域の母子療育教室に週数回通うようになった。すると、二歳半ごろから母親がいないと泣くようになり、鞄、スプーンなど「持ってきて」の指示が可能になった。

初診時、遊びはブランコ、砂場、おもちゃの車に乗って遊ぶ、テレビのスイッチいじり、コマーシャルを喜ぶ、身辺は時間おき排泄を練習中、スプーンが使える、偏食が強く、生野菜はだめ、服はパンツが脱げるが穿くことはできない。有意味語の発語はなかった。くるくる回る事故刺激行動があった。自閉症という診断を告げ、時間おき排泄をつづける、パンツを穿く練習を、最初手伝い

後を本人にやらせるなど生活の課題と、積み木カードで受け渡しや両唇音の口の真似など言葉の課題を提示し、外来でのフォローアップが始まった。

三歳を過ぎて、療育教室と保育園の併行通園になった。三歳六カ月にて、トイレでの排泄は大小とも可能になった。言葉は接頭語が少し出てきて、模倣が少しだけ可能になった。四歳を過ぎると字に興味が出るようになった。このころ、駆けだしても母親が追いかけなければ戻ってくるようになった。また耳ふさぎをすることが増え、音に敏感であることがわかった。五歳になるとマークやCMを気にするようになった。服の着脱は前後ろをよく間違える。言葉は単語が五〇語ぐらい、理解語が増えていない。他の子に興味が出てきて、一緒に居ることを喜ぶ。この当時、CTや脳波検査を行ない異常は認められなかった。修学前の心理検査で、ビネー式にてIQ四五と判定された。

六歳、小学校特殊学級に入学した。生徒九人に先生三人という。一年生は患児だけであった。数字への興味が強く、タイマーやデジタル時計をいつまでもいじっている。オシッコと言葉で告げるようになった。単語での要求が出始めた。語彙数は一〇〇ぐらい。二語文が出始めている。文字の積み木を並べる遊びが好きで、スーパーのチラシも好き。母親に叱られると耳ふさぎをする。二年生になって、毎日学童保育に通い、それ以外に、水泳と体操の教室にも週一回通うようになった。予定表の日付をどうしても一日だけ早く書きたいという妙なこだわりがしばらくつづいた。授業参観で母親を見て興奮し、学校を抜け出すというエピソードがあった。一桁の足し算が可能になり、ひらがなはだいたい書けるようになった。自転車に乗って一人で出かけ、空き地の信号のところまで行き、道を走るバスや自動車を眺めて楽しんでいる。「三〇分」と言って出るが一時間ぐらいで戻ってくるという。三年生になるとお手伝いを少しだけしたが長つづきしなかった。女の子が気になり、お気に入りの小二の子のスカートめくりをして叱られている。学童のきれいなお母さんが好きで、服を引っ張りに行く。数字は好きで、98＋86＝184といった暗算ができる。一方、言葉の伸びはもう一歩で、日記にも助詞が入っていない。学校の抜け出しが数回あったが、すぐに戻ってきた。

四年生になると、ゲームをするようになった。計算は計算機を使って遊んでいる。このころようやく助詞のついた文章を言えるようになった。言葉は構音の問題があって、口の動かし方が下手で難発音の発声ができていない。友人とのかかわりは劇的に増え、自分も年下の子の世話をよくしている。お手伝いも積極的になった。小五では給食、習字、図工の交流をしている。構音の問題がそのまま仮名の誤りになり、岐阜をイフ、長野をナアノと書く。買い物練習の成果が出てきて、お金を持って買うことができるようになった。小六になると文字や簡単な文章が読めるようになった。漫画を読んで笑っているが、内容はわかっていない。ファミコンで遊び、兄弟にちょっかいを出すなど、挑発的なところもある。修学旅行で母親と別れるときに泣いたというエピソードがあった。学校では小さな女の子の世話を喜んでやっている。家庭ではお手伝いをよくしている。

中学校も特殊クラスに進学した。六人のクラスで作業学習にすすんで取り組んでいる。服装がだらしなくなりやすい、また、学校が遠くなり、歩道橋の上からバスを見ていて遅刻をするというエピソードが二回ほどあった。この当時、偽信念課題を絵に示して提示したところ、サリー・アンは通過していた。日記は正確に出来事を書いている。中二の夏のキャンプでは泣かずにきちんと参加できた。しかし、療育手帳のための心理テストではＩＱ三〇と判定された。このころから陸上が好きになり、長距離走なども嫌がらずに取り組み、中三では障害児の運動大会で、二〇〇メートルと八〇〇メートルで一位になった。しかし授業中、先生に「外を走ってきてよいですか」と許可を得て校門を出て校外まで行き、あとで叱られるといったエピソードがあった。

高校は養護学校高等部に進学した。いきなり障害児の大会で二〇〇メートル走に出て優勝した。作業学習にきちんと取り組み、作業能力も高いと評価されたが、細かい作業は苦手で、体験学習では、就労は無理と言われた。仕事がない時間に遊んでしまったり、仕事が残っていても、時間が終わると休んでしまうことなどが指摘されたという。家族は悩んだが、就労ではなく、作業所に入所することになった。

卒業後、一人でバスに乗って作業所に通い始めた。仕事にはすぐに慣れ、働き頭と言われるようになった。その一方で、趣味の陸上はつづけ、市民マラソンなどに出るようになった。二〇歳前後に、就労のトライアルを行なったが、うまくいかなかった。母親は、授産所で楽をしすぎたかと少し後悔しているという感想であった。二〇歳になったので年金の診断書を書いた。このときに測定した知能はビネー式にてIQ三三であった。その後も陸上はつづけていて、短距離の大会記録を更新し、さらにフルマラソンに挑戦を始めた。

二一歳、祖父の死去に病院に通って立ち会う。葬儀にもすべて参加した。葬儀では泣いていたという。二三歳、障害者陸上の全国大会で銀メダルをとった。授産所の仕事を徐々に増やしてきているが、トラブルなくこなしている。二五歳、スペシャルオリンピックに参加し、陸上短距離で一位をとる。その後、トラブルなく仕事と陸上をつづけている。二七歳のとき、突然にぎっくり腰になったが、しばらくして回復した。このころから家族と海外旅行を年に一回ぐらいするようになった。三〇歳、父親が定年退職となった。授産所に通っているメンバーの親が集まってグループホームをつくり、ときどきショートステイをしている。授産所の仕事の合間に陸上のトレーニングをつづけていて、何年かに一度は全国大会にも出ている。構音の問題を残し、会話は訥々としているが、きちんと挨拶もでき、楽しそうな毎日を送っている。

【症例#22】 三八歳、男性、高機能自閉症

胎生期に妊娠中毒があったという。周産期、黄疸のため、保育器を数日用いた。発達のマイルストーンはやや遅く、定頸四カ月、お坐り七カ月、始歩一歳三カ月、始語二歳であった。三歳児健診でことばの遅れを指摘されたが、とくに指導は受けなかったという。その後四歳ころにやっと会話が可能となった。幼児期は多動で動き回り、目を離すとどこかへ行ってしまうことがよくあったが、しばらくすると戻ってきて迷子になることはなかったという。四歳にて保育園に入園したが、集団行動がとれず、保母の指示にはなかなか従わず、しばしばパニックを起こした。とくに着席が困難であった。そのため児童相談所を訪れたが、その後、ことばが伸びたので一年ほどで通わなくなった。

年長組では、運動会などの行事にもある程度は参加が可能となった。六歳、とくにチェックを受けることなく通常学級へ入学した。小学校入学後、集団行動が困難なこと、担任の指示に従えないことが問題となった。興味の偏りが著しく、苦手な教科の授業のときに教師に授業参加をうながさ

れるなど、気に入らない場面では大声を出してしまう。しかし、それ以外の場面では比較的朗らかであり、また得意な課題では非常に集中をみせ、地図に凝っていて思いがけない知識を示したりするので、周囲からは変わった子という評価を受けつつも、大きな問題になることはなかった。

小学校中学年になって、不得手な教科の学習への不参加が目立つようになり、再度児童相談所を訪れた。苦手場面で大声を上げるなどストレス耐性の欠如を指摘され、九歳にて医学的診断とスクリーニングのため、紹介を受け筆者の外来を受診した。

初診時、会話は苦手であり、十分な言語的な報告は困難であった。国語は著しく苦手であるが、計算は得意であるという。知的には遅れはなく、高機能自閉症と診断された。脳波検査で棘波があり、カルバマゼピンの服薬を開始した。なお、初診時に目の前で指を振る衒奇症状が認められた。服薬後、患児の学校での行動には改善が見られた。その後、具体的なトラブルのたびに具体的な対応法を母親および学校と話し合い、また学習課題は本人に合わせた課題を出してもらうようにお願いした。その結果、小学校高学年になると、集団参加は著しく向上し、成績も伸びた。ファンタジーの没頭にもとづく独語が目立つが、それ以外には目立つことがなくなった。

中学生になり、運動部に所属した。学習課題もそれなりに取り組み、年々ストレス場面での耐性に進歩が見られるようになった。二年生になって学級委員に選ばれ、半年のあいだ大過なく委員をこなした。学級委員選出は、彼に対する好意ばかりではなかったものと考えられるが、彼自身にとっては自信を深めるよい契機となった。抗てんかん薬はこの時点で漸減を開始し、中学三年生で終薬とした。テスト成績も向上し、国語の成績はふるわないものの、全教科で「1」がなくなった。

高校は、推薦入学で公立の商業高校を受験し合格した。高校生活では友人は少ないながらもトラブルはなく、成績もクラスでは中位を維持し、教師からも努力家で勤勉と評価を受けるようになった。独語も家のなかでは見られるものの、外ではなくなった。高卒後の進路が話し合われ、彼自身の希望もあり、精密機器メーカーへと就職した。

　彼の就労は紆余曲折があったので、いくらか詳細に書く。出勤して当初は熱心に働いており、大きなトラブルはなかった。就職して三カ月過ぎたころから、徐々に朝の出勤を辛がるようになった。同僚と話ができないという。秋を過ぎたころからはっきりと朝にふさぎ込むようになった。仕事を同僚と同様にこなすことができずにパニックになるため、一人でできる片付け仕事をあてがわれたが、片付けの合間に別の仕事を行なわねばならず、その仕事の指示が出るとパニックになってしまう。一度、会社で叩かれたことがあり、そのことをいつまでも根にもっている。また、残業をしないで帰ってきてしまい、それが問題になっているという。とりあえず抗うつ剤を処方し、対応を相談した。両親は会社にはハンディキャップのことはいままで話してなかったという。

　しかし、このままでは仕事の継続が困難であると両親も決意したので、筆者は会社の上司に連絡をとり、会社訪問を行なった。彼はニコニコと働いていたが、中学生以来ついぞ見ることがなかった激しい独語を繰り返しており、愕然とさせられた。上司には彼のハンディキャップと、これまでの経緯を説明し、二系統の仕事をみずからの判断でこなすのは非常に困難と思われるので、仕事の手順を一本化するようにお願いした。会社のほうはそれなりに対応をしてくれたが、一度叩かれたことを彼がいつまでも忘れることができず、朝の出勤時の苦悶状態は改善しなかった。会社は作業能力そのものについて問うことはなかったが、残業ができないこと、また会社の都合で休日に出勤を求めたときにどうしても応じることができなかったことは問題となり、結局一年後、一九歳を過ぎて退職した。

二カ月後、近くのパイプ加工の職場に通うようになった。当初は元気に通っていたが、一カ月あまりですぐに退職となった。彼が加工ができるパイプと、できないパイプを選るというのが退職の理由であったが、問うとパイプに大小あり混乱してしまったと述べた。さらに一カ月後、今度は配送センターで働くことになった。一人で仕事を任されることはないとのことで、仕事もよく働き、残業もこなし、抗うつ薬も本人が要らないというので、終薬とした。しかし半年後、重い荷を足に当てて骨折し、そのまま入院となってしまった。二カ月後、職場に復帰し、その一週間後にふたたび怪我をした。会社からは、怪我ばかりで仕事に向いていないと言われ、退職することになった。二カ月後、プラスチック加工会社へ通うようになった。この仕事も、当初は熱心に通っていたが、三カ月を過ぎるころから朝に元気がなくなり出勤を渋るようになった。仕事の手順が遅いのを工場長から叱られ、それを苦にするという。やがて緊急の仕事や、予定外の仕事に対して彼は怒り「業者さんを殴ってやる」などと大声を出すようになった。また、朝は泣けてしまってなかなか腰があがらなくなり、半年でこの会社も辞めることになった。

この四回目の失敗は彼自身にも、家族にも大きな落ち込みをもたらした。しかし、少し間を空けて自分に合った仕事をゆっくり見つけようという筆者の説得に応じ、筆者の紹介で二〇歳を過ぎて初めて、障害者職業センターを訪れた。職業の適性検査を受け、またこの時点で障害者として認定が可能でないか判定を受けたが、知的には高いため認定を受けることはできなかった。仕事はなかなか見つからなかったが、二一歳になって食品の袋詰めの仕事が障害者職業センターを介して紹介された。職場にはセンターのスタッフが会社側に詳細な説明を行なってくれ、会社側もハンディキャップをもった青年としてセンターの指導に沿った仕事を用意した。給料が非常に低いことが不満であったが、待望の仕事を得て生きいきと働くようになり、残業も無事こなした。仕事内容の変更もセンターの指導に従って行なわれたためトラブルになることはなかった。

それから安定した就労をつづけている。少しずつ会社からも信頼を得て、給料も上がるようになった。筆者の外来には有給休暇をとって報告に訪れるときは、他の人の迷惑にならないように休暇をとるようにしているという。筆者は車の免許をとらないかと勧めてみたが、彼は小学生のころに車との接触事故を経験していて、車には乗りたくないと言い、すべて自転車で行き来している。

三〇歳を過ぎたころから、父親の健康状態が不良になった。彼は父親の看病もよくやっていた。趣味はプロ野球と競馬で、年に数回、競馬場に足を運んで馬券も買っている。たくさん買うわけではないが、いつのまに仕入れたのか、競走馬それぞれについて詳細な知識を仕入れていて蘊蓄を傾けるのだという。三二歳、仕事は一〇年目になって給料がまた少し上がった。三三歳、不況にともなって仕事が一時期減り、彼はたいへん心配したが、その後、ふたたび会社は持ち直し忙しく働くようになった。三七歳、父親が死去した。患者はいたく悲しんでいたが、なんとか乗りきり、仕事に差し障ることはなかった。ときに独語があるが、ニコニコとした好青年である。

【症例#27】四五歳、女性、自閉症

胎生期、周産期異常なし。一歳過ぎに言葉が出たが、すぐに消えた。三歳前後から親を意識せず突進をし、どこかに行ってしまう。児童相談所を受診し、紹介され母子療育通園に通った。五歳、テレビを見ていて突然に眠ってしまった。その後、意識消失発作を起こすようになった。小児科を受診し、自閉症とてんかんと診断を受け、抗てんかん薬の服用を始めた。服薬をつづけたが、てんかん発作はときどき生じていた。養護学校小学部に入学した。ほぼ教師が一対一で付く状態であった。

筆者との出会いは一〇歳のとき、自閉症キャンプにおいてである。患児は、自発語はなく、言語の理解も不十分で、かろうじて状況判断が多少できる程度であった。トイレでの排泄は時間おきになんとか可能であったが、食事は偏食のため、キャンプではほとんど何も食べることができず、夜は不眠、目を離すとどこかに突進をするので、ワーカー二人がかりでキャンプ場の周りを患児の手をとって一日中ひたすら走り、エネルギーの発散をして、ようやく二日目の明け方に眠ることができた。このキャンプでの強烈な出会いのあと、母親に請われ、筆者は患児の主治医になり、外来でのフォローアップを始めた。この当時、ビニールなどの異食がしばしば生じ、石を食べてしまうこともあった。発作も多く重積様になり、一日二〇回以上生じた日もあった。また、しばしば破衣もあり、その破いた服を口に入れて食べていることがあった。中学生年齢になると、さすがに小学校のころのような多動はいくらか治まってきた。また、てんかん発作の回数も減った。しかし同時に、原因不明のパニックがつづき、こんなときには何日も不眠になることがあった。抗てんかん薬

に加えて、抗精神病薬の処方を継続していった。

中学校後半には、長年の指導の成果が徐々にあらわれ、毎日の生活のなかで破衣、自傷などは軽快してきた。言葉はなく、しばしば不機嫌がつづくなど気分変動が認められたが、中学三年生になると、てんかん発作の頻度は著しく減り、年に数回、冬場に集中するようになった。養護学校高等部に進学したころ、ようやく簡単な指示が通るようになり、ジェスチャーを交えれば、日常生活に必要なものの「持ってきて」ができるようになった。しかし、単純作業以外は困難で、激しい自傷の代わりに抜毛が始まり、まもなく髪の毛はまだら模様になってしまった。このころ、ようやく少しふっくらしてきた。ちなみに、月経は一二歳ころに初潮があったが、その後不順で、こちらも高校生年齢になって初めて定期的な月経が見られるようになった。しかし、月経前の一週間ほど、不機嫌になることが多かった。

高等部を卒業したあと、地元の作業所に通うようになった。しかし、作業は独立してできず、スタッフが交代で付いて散歩に連れだし、また単純な作業をスタッフと共に短時間行なうという状態であった。比較的時間が空いたスケジュールが立てられていることもあって、抜毛が再発し、ほどなく髪の毛がほとんどないような状態になった。興奮して不眠になることが多く、とくに授産所の行事のあとに興奮するとまったく眠れないこともあった。てんかん発作は、二〇歳のころ発熱時に起きたのが最後で、その後は生じなくなった。

二三歳、ようやく作業所での生活に慣れてきた。家庭に帰るとリラックスしていて、母親にも甘えるという。しかしこの時点でも、作業所で目を離した隙に一人で出ていき、少し離れたところにある飲食店に入って保護されるという事件があった。二四歳、父親が脳出血で突然に死去した。まだ五〇代半ばであった。その後、二五歳を過ぎて急に落ち着きがみられるようになった。抜毛はつづいていて、頭はまだら模様だが、穏やかな顔で、パニックになることはなく、母親にはよく甘えていた。母親はこのころ、自閉症というより知的障害のようになったと述べていた。二六歳の春、突然に不調になり、不眠、抜毛、興奮がつづき、また体重が減ってしまったが、この状態は二カ月で回復した。このあたりから、何かエピソードがないかぎり、抗てんかん薬を三カ月に一回取りにくるという外来になった。患者は一緒に来ることも来ないこともある。不眠時には抗精神病薬ではなく睡眠導入剤を用いれば眠るようになった。

三二歳、母親がうつ病になったが、約半年をかけて回復した。その後も母親はすっかり回復とはいかず、しばらくのあいだ元気が出ないことがつづいた。抗てんかん薬を少しだけ減らしたところ、三四歳で発作が一回あったので、薬を慌てて元に戻した。このころから、母親は世話をするのに限界を感じるようになり、施設入所について相談を受けるようになった。近隣に新しく入所施設が立ち上がり、三七歳の患者は施設に入所した。平日は施設から作業所に通い、隔週の土日に家庭に帰るという生活を送るようになった。入所してしばらくは不眠が生じ、体重がまた数キログラム減少したが、発作は起きず、一年あまりしてようやく食欲が元に戻った。三八歳を過ぎると抜毛が減ってきた。

四〇歳、調子よく、よく食べてふっくらするときと、不調になり食欲がなくなり体重が落ちることを繰り返している。よく見ると、軽度ながら背後に気分の上下が認められる。母親との外出は楽しみにしているが、自分からは出たがらない。ようやく抗てんかん薬の減薬が可能になった。四五歳、安定した毎日がつづいている。母親は七〇代後半になったが患者のために長生きをしてほしいと、筆者は母親にお願いしている。

3　おわりに

筆者は一九七六年に医学部を卒業し、最初の二年間のみ小児科の研修を受け、その後精神科に入局し、精神医学と児童精神医学の研修を受けた。精神科医になってからのキャリアは三五年を超える。公務員としての定年をすでに迎え、いつのまにか臨床の最前線を公的には退く時期がきた。

一覧にリストアップした自閉症の成人の方々は、えんえんと診てきた人たちである。三〇年以上のお付き合いの方々もそのなかには存在し、彼らにとって私は、ご両親についでもっとも長い付き合いをしている他人にほかならない。この人たちのこれまでのことは、大袈裟な言い方をすればカルテを見なくとも全部記憶している。一方で、個々のカルテをめくると、厚さ一センチメートルを超えるなかに、二歳の初診から三〇歳を過ぎたいままでの記録が並んでいて、人生がこの一冊のなかにあることに感慨を覚える。この一人ひとりの経過は、自分の児童精神科医としての人生に重なり合う。

定年を目前に控えた時期から、長年のお付き合いをしてきたこれらの方々を、地域でより長期にわたり相談にのってもらえる若手の医者に、少しずつ紹介をするようにしてきたが、長いつきあいのある相手からの卒業は双方にとって困難な作業である。

第三章　本とあそび

1　あそびをめぐって

筆者は、ほとんどあそびとは無縁の人生を送ってきた人間である。高校、大学と、体育系の部活動に所属し、それぞれサブリーダーまで務めた。とくに大学時代に所属した山岳部で、山に魅了された。いまでも山の写真を見ると血が騒ぐ。しかし、本格的な登山を経験したがゆえに、安全な山登りは毎日一定時間をトレーニングに割かなくてはならないと考え、医者になったとき、医業と両立しないからと諦めてしまった。体を動かすことは好きだが、時間のかかるものはできないと避けてきた。たぶん本当の意味での人付き合いはもともと苦手なのだろう。麻雀も、ゴルフも、テニスも手を出さないまま、ここまできてしまった。酒は好きだが飲みに出ることはなく、もっぱら家で少量を味わうのみである。平日は早朝から病院に出かけ遅く帰ってきて、翌日の臨床に差し支えないように、なるべく早く寝てしまう。休日はというと、原稿書きか、講演かで追われ、なにもない日は犬と散歩して、犬を足下に昼寝をするのが至福のときという、なんともあきれた仕事人間である。

唯一の道楽は、中学生以前からつづく天体観望である。いまのわが家を建てたとき、さまざまな反対を押しきって天文ドームをつくった。名古屋になんと天文ドームの専門メーカー（ニッシンドーム）が存在するのである。連絡をとるといつもいそがしいと言う。全国に天文ドームをつくる人がそんなにたくさんいるとは信じられないのだが。このドームのせいでわが家はずいぶん無理をした設計となった。木造住宅なのだが、ドームを載せている直下の書斎、台所の部分だけ鉄筋コンクリートでつくり、木造部分とドッキングさせているのである。このドームでは主に二五センチメートルのニュートン式自作反射望遠鏡を使ってきた。鏡は池谷関彗星で有名な池谷薫氏に磨いてもらった素晴らしく切れる鏡である。ステンレスポールとアルミの鋳物を組んだ自作のフレーム鏡筒を、高橋製作所製の旧一六センチメートル赤道儀（ＮＪＰ赤道儀のもっとも古いタイプ）に載せて用いている。この鏡を磨いてもらったときは、子どもが生まれたときより喜んだとは、妻からいつも言われるクレームである。光学部品は超耐久部品である。一つよいものをつくる、あるいは購入しておけば、一生使える。さらにドームがあれば、わずかな空いた時間でも天体の観望ができる。少ない時間に一人でできることが、この趣味が貴重な所以であろう。さらに、臨床にどっぷりつかった時間のなかで、星を見る時間は、貴重なものを体験させてくれる。日常が現実であるのと同様、われわれが大きな時空間のなかに、奇跡そのものとして存在することもまた、もう一つの現実であるのだ。

アメリカ留学時にユンギアンから教育分析を受けた。その折りに、夢のなかに頻々と望遠鏡が登場するのに苦笑させられた。一連の教育分析の最後に見た夢までカセグラン式の大きな反射鏡（これは反射望遠鏡の一つの形式で、主鏡の真ん中に光を通すための穴があいている）を手に入れるというものであった。鏡には傷がついており、それをよく見ると古代中国の亀甲文字で、いまはまだ読めないがいずれ読めるのだろうと夢のなかで考えたことを覚えている。ちなみに、アメリカ留学のときには、いったい何をしにいったんだと家人からクレームがつくほど、望遠鏡やアイピース（接眼鏡）部品などを買い漁った。アメリカ製の光学部品は、アメリカで買うと俄然安いのである。そのうちの一つは、アストロフィジックスというメーカーの一五センチメートル三枚玉アポクロマートf12という屈折望遠鏡で、これは非常にきれいがよく、素晴らしい星像を見せてくれる名器である。冬にジェット気流が吹いて、反射望遠鏡の像が悪くなる時期に赤道儀に載せ換え、いまも活躍している。

ひとつ大失敗をした。ドブソニアンというフリーストップの反射望遠鏡の形式がある。これはできるだけ架台や鏡筒を簡易なつくりにして大きな鏡を載せ、郊外などに持っていって微光天体（星雲や星団のこと）を見るための望遠鏡である。値段が安かったので、四五センチメートルのタイプをカタログで見て購入した。帰国後受け取るよう手配し、船便の運賃を直接会社に払った。帰国後しばらくして、港から届いたと連絡があり、いそいそ受け取りに行った私は気絶しそうになった。自分の背丈よりもよっぽど大きな代物ではないか。カタログではアメリカ人の男性が楽々つかっている様子の写真が載っていたが、よく考えてみるとアメリカ人は日本人よりもずいぶん大きいのだ！　結局、自宅までトラックを一台チャーターする必要があり、アメリカの会社から名古屋港までよりも、名古屋港から自宅までのほうが倍ぐらい運賃がかかるということになった。このドブは、年に数回、工場の煙が消える正月の時期と、お盆の時期に、快晴と月明かりなしの条件に恵まれれば、すばらしい性能を発揮してくれるが、それ以外のときには常時わが家の玄関先を塞いでいて、そこには花の鉢が置かれるはずであったと、これもまた文句の種となっている。

まだ学生のころ、北アルプスの尾根まで、携帯用の、しかしそれでも数十キロになる望遠鏡を持ち上げたことがあった。いまはとてもそのような体力はなく、暑い暑い名古屋の夏を逃げ出し、短い避暑の休みをとるときに、自動車に載せて持っていく移動用の望遠鏡がいつもトラブルの種となる。星を見たいという下心があるので、休みにはいつも信州の高原に足が向くのであるが、筆者はこの移動用の望遠鏡として、長らく高橋製作所製のミューロン180という名のダールカーカムという形式によるカセグラン式反射鏡を用いていた。それ自体は非常に性能もよく、また移動用の赤道儀とのマッチングもよいのであるが、なぜかこれを持って出かけたときに晴天に恵まれた試しはなく、雨に降り込まれて休みが終わるといった悲惨な状況となるのである。家人から、このミューロンは「アメフラシ」望遠鏡と呼ばれている。

最近になって、ネットオークションを覗いていたら、ちゃんと天文ファン用のサイトがあって、望遠鏡とその部品が活発にやりとりされているではないか。そこに出品されたシュミットカセグレン式のC6という望遠鏡を、市販の半額以下で手に入れることができた。このC6をバッグに入れて、あちこち持ち出している。すると、不思議なことに晴天率はぐっと上がったのではある。筆者はC6を「アメアガリ」と命名した。

筆者が勤務していた小児センターでは、年に何度か入院している子どもたちを対象とした観望会を行なっている。最初は筆者の「アメフラシ」だけであったが、病院の近くの星仲間が手伝いに来てくれるようになって、その後一〇本近い望遠鏡が屋上に勢揃いして子どもたちの歓声が耐えない一大行事に発展した。筆者は、この観望会でいくつか新たな発見をした。たとえば、高機能自閉症スペクトラム障害の子どもたちが、片目をつぶってアイピースを覗くことが非常にむずかしいといったことなどである。このような場で星仲間が集まると、マニアックな話しに花が咲く。ビクセンのスカイセンサーに有名なバグがあるとか、セレストロンの四インチアポに高橋のスカイ90用のレデューサーをつけるとなぜか眼視でも見えがよくなるが、そもそもレデューサーは眼視用に使うのはおかしいし、望遠鏡本体より高いレデューサーを用いてどうするのといった、業界以外の人には意味不明の話題である。

だが、こうして見ると本当に天ちゃんたちは男が多い。たぶん男女比を見ると、ＡＳＤと同じくらいになるのではないか。かつて石井高明は、カレンダー坊やはいるがカレンダー嬢ちゃんは見あたらず、凝りやすい遺伝子は男性のｙ染色体中にあるのではと書いて、小沢勲から「性差別」と批判を浴びた。だが鉄道ファンと同様、天文マニアも疑いなく男性優位である。

2　龍のジェンダーと真の言葉――『ゲド戦記』五部作をめぐって

（アーシュラ・Ｋ・ルグイン『ゲド戦記』一～五巻、岩波書店）

アーシュラ・Ｋ・ルグインは、アメリカ合衆国を代表する女流作家の一人であり、現代最高のＳＦ作家である。彼女の小説にはつねに、異文化との抗争と和解が大きなテーマとして背後にあり、その相克をとおして人という存在への追求が通奏低音のように流れていて、たんなる小説を越えた深みと感動をわれわれに与える質の高さを保ってきた。

彼女には主として二系列の作品がある。超高速通信が可能になり、さまざまな異なる文化を抱える星々（中には雌雄完全両性体の世界（「闇の左手」）などもある）のあいだの交易や交流をとりあげたハイニッシュユニバースと呼ばれるＳＦ小説群、そしてもう一つがアースシー（地球海と訳せばよいのだろうか）という多島海を背景に、魔法つかいゲドの成長と活躍を追うファンタジーとして書かれたゲド戦記シリーズである。

ゲド戦記の最初の三部作については多くが語られており、ここで論じることは不要であろう。ゲドという素朴な生来の力をもつ孤児が主人公である。ゲドは師匠の教えに飽き足らず、魔法つかいのための学校に入学するが、おのれの傲慢さから死の影を地上に解き放ってしまう。ゲドは影に追われる身となるが、師匠に教えられ、逆に影を追う側に転じる。アースシーの果てでゲドと影は対決し、統合がなされるというのが第一巻である。第二巻はすでに大魔法つかいとなったゲドの冒険である。ゲドは世界の統合の象徴である腕輪の片割れを求め、異国の呪術世界であるカルカド帝国の地下迷宮におもむく。その巫女として育てられたテナーという王女と共に完全な腕輪をアースシーに持ち帰り、世界に平和がもたらされる。第三巻では、黄泉の国の扉を開けてしまった魔法つかいがあらわれ、アースシーは危機に襲われる。ゲドは、世界の王となる資質を備えた名門の青年レバンネンと共に、当てのない航海を重ねるが、最後に龍の助けを借りて、世界の果てから黄泉の世界に下り、開けられた扉をふたたび元に戻すのであるが、これによりすべての魔法の能力を使い果たしてしまう。青年はゲドを背負い黄泉の山を登りつめ、この世に帰還する。レバンネンはアースシーの王となり、すでに魔法を失ったゲドは、龍に乗って故郷の島に戻り、この三部作は完結となる。

さて問題は、第四巻の「帰還」である。テナーはその後、ふつうの主婦となるのだが、すでに子育ても終わり、育てた子ども（野心的な男の子）にも失望しており、夫も死んで寡婦となっている。このテナーとゲドが出会い、テヌハーという名のレイプされ、さらに後半身を焼かれるという身体的・性的虐待を受けた少女を保護するのである。この第四巻のアースシーはというと、三巻から物語のなかでの時間は数年のはずであるが、ずいぶんと様相が変わっているのだ。厳格な戒律によって律せられていたはずの魔法つかいは平気で戒律を破り、盗賊、海賊、夜盗が横行して、愛するアースシーは、まるでシカゴのスラム街のようになっているのである。元王女であって、その後主婦であった初老の寡婦と、もと大魔法つかいでいまはふつうのおじさんになった初老の男と、被虐待児の養女という、なんとも象徴的な組み合わせの三人を軸に物語は展開する。三人は悪党たちにとらえられ、あわや殺されるのであるが、その寸前にテヌハーは龍を呼び寄せ、龍は悪党をいっきょに焼き殺してしまう。テヌハーが龍の子であることが明かされてこの巻は終わる。

筆者はこの四巻を呼んだ当時、これで終わってよいのかと思った。少なくとも精神科の治療としては集結どころではない。龍の子である被虐待児は、まだ怒りと炎のコントロールもできないのに、これでは危なくて仕方ないではないか。第三巻と第四巻のあいだに、ルグインが本格的にフェミニズムに突っ込むということがあり、それがこのような変化を起こしているのだとしたら、アメリカのフェミニズムは病んでいると思った。

第五巻目が出たときはびっくりした。これだけ壊れたあと、その後があるとは思わなかったからである。五巻目のアースシーでは、カルカド帝国の簒奪者の娘と若き王レバンネンとの政略的な要素の強い、縁談が持ち上がっている。アースシー世界はあちらこちらほころびが見え、龍が出没し、黄泉の世界から死者たちの訴えが生者の寝枕に押し寄せている。テナーはテヌハーを連れ、若き王、異文化の世界からきた王女、かつて人の姿をして魔法の学校にいた龍の娘と共に、魔法の学校があるローク島にいき、魔法の教師である賢人たちと黄泉の世界へ行く。ここでアースシー世界の構造が明かされる。じつは人と龍とはかつて同じものであったが、むかしむかし約束を交わし、目に見える土地やつくられたものを人が受け継ぐ代わりに、時空を越えた領域と真の言葉を龍に渡したのであるという。しかし、人は神聖文字によってこっそりと魔法を伝え、時空を越えた領域に囲いをつくり、死者の魂を不死のまま閉じこめ黄泉の世界をつくったということが語られる。黄泉の世界に赴いた人と龍とは、みなで協力してなんと黄泉の壁を壊し、囲われていた死者の魂を解き放つ。龍たちは風に乗って西の彼方に飛び立ち、テヌハーも本来の龍の姿に戻って飛び去っていく。人の世界では王と王女との結婚式が行なわれるが、魔法は永遠に失われる。テナーはゲドのもとに戻るのであるが、この第五巻をとおしてゲドはまったく何もせずにテナーの帰りを待っているだけなのである。

この五巻を読んで最初に混乱したのは、第一巻の龍が女だったことである。三部作までの龍の振舞いから、龍は男だとばかり思っていたのだが、よくよく考えてみると、第一巻に登場するベンダーの龍は卵を産んでいるのだ。だが英語のゲド戦記のペーパーバックを持ち出して確認をしてみると、やはりベンダーの龍をはじめ龍は全部“he”と書かれていて、ルグインも三部作までは龍を男性あるいは中性と考えていたのではないかと思われる。

龍とは何だろう。河合隼雄はゲド戦記三巻の評論で、龍は無意識ではないかと述べている。龍は時を超えるものでもあり、幻想の領域と人の世界とをつなぐものである。そもそもアースシーがふつうの世界と異なるところは、龍の存在と真の言葉によって支えられた魔法である。アースシーの黄泉の世界は、構造としては古代メソポタミアに起源をもつヘブライやギリシアの死後世界に似ており、名前の威力という考え方は、日本にも言霊思想としてあるように普遍的なものではあるが、古代エジプトの考え方によく似ている。考えてみれば、真の言葉のつかい手、つまり魔法つかいも、はじめの三巻では資格者はすべて男であった。

ルグインの言いたいことはわかる気がする。物の制作や土地の取得だけでなく、永遠の領域（真の言葉）に属する芸術や科学的創造、さらに精神世界さえも男のものであった。男たちは死後世界すらも、自分のものとして囲い込んでしまったのであると。男として、男性性というものが人類の歴史を歪めてきたことは完全に同意するが、子どもの側から見たときに、子育ての単位としての家族の崩壊はなんとかできないかとも思う。子育てには男にしろ女にしろ人手が必要であり、テヌハーの理想的里親であるゲドとテナーにしても、それまでの紆余屈曲はあるにせよ、いわゆるふつうの夫婦である。テナーがふつうの主婦であったことを忘れてはなるまい。カルカドの王女はベールをかぶり、イスラム教徒を彷彿とさせるが、ついでに言えばブレアやクリントンを彷彿とさせるレバンネンとの和解と結合だけで終わらない徹底性がやはり今日なのだろう。

第五巻に至って、作者はこれまで構築してきたアースシー世界そのものを壊してしまった。龍は飛び去り、永遠なるものも真の言葉も失われ、残されたものは老いた男女というのは、読者を立ち尽くさせるまでに、見事にいまのわれわれを語るものである。

3　新自由主義をどう乗り越えるのか

（佐野誠『99%のための経済学』教養編・理論編、新評論）

いまの日本や世界のあり方はどうもおかしい、と感じている人は多いのではないだろうか。とくに先進国をリードするアメリカ合衆国において、マネーゲームにもとづく極端な格差社会がどんどん進み、貧困層の増加を引き起こし、さらにはサブプライムローン問題や、リーマンショックなど、世界経済の大混乱の元凶となっている。新自由主義と呼ばれる経済政策に多くの問題があることははっきりしているのに、世界中を巻き込んだ歯止めのないマネーゲームが全世界に広がっている。わが国も自民党政権復帰後、新自由主義的な経済施策に突き進んでいるように見える。

社会の歪みは底から見るとよく見える。児童精神科医として、とくに子ども虐待の臨床を通して映るのは、格差が拡がりつつあるいまのわが国の姿であり、暴力や性加害・被害が世代を超えてつながっていき、止めることができない現状である。いまのわが国のやり方では、子ども虐待への対応はダメとしか言いようがない。問題の所在がはっきりしているのに、それに目をつぶっている日本の状況が拡がっている。

定年を過ぎた今日まで、切れ目なく公務員として働いてきた私は、そこそこに裕福な生活を送ってきたと感じる。自己犠牲をしたくもないし、清貧に暮らそうとも思わない。だが弱者を搾取して、それで儲けたいとも思わない。私のこんな実感は多くの小市民の人びとに共通するのではないだろうか。

佐野は、新自由主義が構造上の欠陥を抱えることを指摘する。富の集中が強まりつづけるかぎり、社会の不安定さが助長されどこかで自壊せざるをえないこと、また新自由主義が国際的な資本の活動を基本とするため、国レベルでも勝者と敗者とが生じ、これがまた世界全体の不安定化を促進すること。むしろ、共生のための経済学こそ必要なのではないか。これが佐野のいう「99％のための経済学」であり、新自由主義、つまり一％の富裕層のための経済学からの脱出の試みである。

本書を通読して「目から鱗」という体験を何度もした。これはうすうす気づいていたのに、正面からきっぱりと真実を告げられたときの体験そのものである。二冊の本のうち、理論編は経済学的な理論や数式が含まれているため、私には十全に理解できたとは言い難く、その理論が経済学的に正しいのか否か判断がつかない。佐野の基盤は、新自由主義に翻弄されたラテンアメリカの経済分析である。彼はスペイン語の論文を丹念に読みこなし、自身の経済学を構築したという。

だが、それ以上に、佐野がその主張のゆえに、わが国の「正統」な経済学からほぼ干されて、論文の公表すらなかなかできなかったという話を聞くと、佐野自身が述べるように、まさに「原発問題」と重なってくるではないか。佐野の述べる九九％のための理論こそ、人の科学として必要とされていることが逆にわかるのである。

佐野誠は二〇一三年一一月死去した。二〇一三年二月に発売された「理論編」は彼の遺書になってしまった。これからこそ、彼が必要な時代であるのに残念でならない。「99％の経済学」が読み継がれること、そして何よりも、それを受け継ぐ研究者があらわれてほしいと切に思う。

4　母親が性産業で働く娘への性教育は可能か

（鈴木涼美『AV女優の社会学』青土社）

このところ、いたく頭を悩ませていることがある。それは、母親が性産業で収入を得ている子ども（女児）に、どうやって性化行動を止め、性教育を行なったらよいのかという問題である。そもそもこの彼女が、性化行動を繰り返すことになったのは、母親のつきあっている彼から受けた性被害である。性虐待は他の虐待にくらべ、侵襲性が著しく高く、解離のレベルも高く、まさに難治性であることは周知のとおりである。

こういった場合によくあるように、母親は子どもの性化行動を認めていないし、「汚らわしい」とまで言って激しく非難するのであるが、困ったことに、どうやら子どもの入院をきっかけに（時間的余裕ができたのと、いろいろ予定外のお金が必要になって）母親が一線を越えてしまったと考えられる節があり、自分自身は性産業にどっぷり浸かっていてやめる気配がない。「まじめ」（？）な仕事では低賃金なのに、ちがう桁のお金を稼げ、お金の浪費をする楽しさを自慢げに語るなど、母親の側は、どうも稼げる自分に対して自己価値が上がったと思っている気配すらある。こちらも、この母親を非難する気にはとてもなれない。

こんな問題への答えにならないかと読み出したのが本書である。鈴木は性の商品化のある意味では究極の対象であるAV女優とのつきあいやインタビューを通して、いささか複雑すぎる議論を展開している。鈴木は、バブル華やかなりしころ、自分自身を含めた都会の女子高校生が下着を売るという性の商品化を日常的に行なっていたという事実からスタートする。鈴木の関心は、性の商品化とは何か、という幻想の領域にまたがる大問題である。性の商品化がとくに他者に強要をされているわけではない状況下では、それを超えないというさまざまなレベルの一線が引ける。しかし、そのターミナルにあるのがAV女優である。不特定多数の人間に顔と体をさらしての稼ぎなのだから。AV産業およびAV女優を通して、性の商品化という問題を内側から浮き彫りにできないかというのが、本書を書いた動機であるという。

「セックスワーカー」をめぐるたいへんに入り組んだ論議について、鈴木は的確なまとめを行なっている。その前提となる状況であるが、全世界的にいうと、売春は合法化される方向に動いており、「セックスワーカー」という仕事が公的に認められる傾向にある。売春の禁止が国の法律で決められているのは、アメリカ合衆国と、メキシコ（実情は日本と同様らしく罰則などは緩いらしい）と、イスラム教諸国（表裏があるのは、石井光太の「神の棄てた裸体」に書かれたとおりである）と、スウェーデン（買う側の罰則のみ、売り側に罰則なし）と、韓国と、日本である。中国は禁止されているが、合法化に向かいつつあるらしい。

脱線だが、韓国で売春が禁止されたのは二〇〇四年で、その是非をめぐって当事者を巻き込んだ大論争があり、その後、他国での遠征売買春（他の合法的に認められている国に出かけて売春をしたり、買春をしたりする）が問題になっているという。

わが国は、ご存じのように表だって禁止されているが、ソープランドや、デリバリーヘルスといった売春がほぼ取り締まられることなく行なわれている。あからさまに他の要素（たとえば未成年を働かせていたなど）の加わった売春が表に出ると、検挙されるが。

売買春よりも高度の発展した性産業の一つがAVで、女優と男優の性交を撮影し、不特定多数がそれを見て、ときには女優にも男優にもファンクラブまでできて、お金を得るというのはたしかに究極の性の商品化にちがいない。ちなみに最近のAVはふつうの性交など出てこなくて、いろいろな器具をつかったり、SMグッズを用いたり、どんどん高度化（?）しているらしい。くわしくは知らないけれど。

この本の中核であるAV女優の語りの部分は、精神科医としてさまざまな読み方ができる。それらをまとめ、鈴木はAVの世界に中毒性があることを指摘している。AVにまつわるキラキラした部分とは、商品化されたセックスの中核ではないか。そりゃあそうだろう。お金を稼ぐことも、性行動もどちらにも強い依存性があるのだから。だが、さらに注意深く読むと、鈴木は河合隼雄の「売春はたましいを傷つける」という言葉を引き、賛同を示しているのだ。この部分は、性の商品化という社会現象を対象化し、一貫して突き放した議論を行なっている本書のなかで異質に浮き上がっている。性虐待の後始末に七転八倒している一介の精神科医としては納得できる点ではあるが。

鈴木は、セックスワークのトラウマ性は一つのパターンにすぎないと片付けるが、その議論の不徹底さは、搾取のないセックスワークが可能な条件がまだ満たされていないことを踏まえていないところにあるのではないか。性も、暴力も、権力欲も、外からうつってくる。その幻想を支えるものがラカン派のいうように言葉であるとしても。まだまだ世界にも、なかんずく日本において、セックスワークは暴力や闇を引きずっている状況がある。何よりの証拠は、わが国の性的虐待の公的な統計がわずかに二%であること。そして、性的虐待治療センターが一つも存在しないこと。鈴木はこれをどのように評価するのだろうか。

わが国の母系文化には、もともと複数の相手にセックスをすることに対して偏見がなかった。AV女優がトップアスリートのような尊敬と注目を集める存在となるためには、性の商品化のなかのトラウマ性を、つまり暴力や権力につながる部分を徹底的に削除しなくてはならないのだろう。性の幻想を残しつつ、はたしてそのようなことが可能なのだろうか。

性を肯定し、性にまつわるトラウマをきちんと排除することは可能だと思う。その作業を通して、風俗で働く親をもつ娘への性教育が可能になると祈りつつ。矛盾をはらむテーマこそ文化の進歩につながるのだと筆者は思う。

5　フィールドワークの重要さ

(テンプル・グランディン『動物が幸せを感じるとき』NHK出版)

グランディンの著書は、なぜこんなに面白いのだろう。本書は、名著『動物感覚』につづく、グランディンによる動物精神医学の第二作である。

この本では主としてほ乳類がとりあげられているが、鳥(主としてニワトリ)も扱われている。グランディンは、人間・動物共通の情動システムとして、七つを抽出する。「探索」「怒り」「恐怖」「パニック」という四つの基盤となる情動システムに加え、「欲情」「保護」「遊び」の三つである。この七つのシステムの活動によって、ほとんどの動物の一見不可思議な行動メカニズムは理解できるし、大事なことは動物の主観的な状態が把握できるという。たとえば常動行動を行なっている動物は、①現在苦しんでいるか、②過去に苦しんでいたが現在は苦しんでいないか、③生活感情に恵まれず、同じ退屈な環境で常動行動をしていないよりよい、の三つのうちのどれかであるという。これはそっくりそのまま自閉症の子どもたちの常動運動にあてはまる。

動物をパニックや恐怖にさらさず、虐待をせず、同じ生きる仲間として、そこそこ幸福な生活を保証するにはどうすればよいのか。グランディンは、イヌ、ネコ、ウマ、ニワトリ、ブタなど身近な動物について、最新の知見を駆使し、紐解いていく。この部分が本書の中心であり、見事な animal psychiatry の成果である。そして、そこに書かれている内容は、自閉症に接している者が読んだとき、豊かな示唆に溢れていることに驚いた。

しかし、本書のなかで、筆者がもっとも感銘を受けたのは「野生の動物」の章に書かれている研究室の研究と、フィールドワークとの乖離について述べた個所であった。動物行動学の世界でも、本物の動物を自然の生息地で観察するのではなく、ラボで得られたデータによって複雑な数理モデルを用いて、「科学的」なエビデンスを積み上げる研究が隆盛を極めている。これはそれで結構だが、生の動物のフィールドワークによる裏づけをしないと、とんでもない陥穽に落ちるというのがグランディンの主張である。

フィールドワークでは、対照グループをつくることは困難が多い。だが対照がなければ科学的ではないとするのでは大切な発見が抜け落ちてしまう。グランディンはいくつもの例証をあげてそれを証明し、生きている動物という複雑系に関してフィールドワークによって観察することの重要性を説く。

これは、まったく他のどこかの臨床領域の状態にそっくりではないか。筆者はＥＢＭをもちろん否定するものではない。だが、その成果だけによって、精神科臨床が行なわれたときは変なことが起きてくる。実際にいま、変なことが起きている。ＥＢＭは多様な情報の絞り込みによって成り立つが、精神科臨床は究極の複雑系であるからだ。

グランディンがフィールドワークの演習として学生に出しているという課題が秀逸である。その一つを紹介する。

「山の麓に火を吐く龍がいる。龍が吹く火でフォートコリンズの町や大学が火事にならないようにして生きたまま大学に連れてくるにはどうしたらよいか（架空の道具を使ってはいけない。魔法の光線銃で龍を撃って連れてくるというのはだめ。現実の世界にあるものをつかうこと）」

この答えが知りたい方は、本書をどうぞ。フィールドワークによって鍛えられた科学的思考の一例が明示されていると筆者は思う。

6　複雑性ＰＴＳＤの精神病理

（上岡陽江・大嶋栄子『その後の不自由―「嵐」のあとを生きる人たち』医学書院）

この本はいろいろな読み方ができるが、筆者が強調したいのは、おそらく内外でも初めての、複雑性PTSDに関する体験世界を扱った、精神病理学の本であるということだ。笠原嘉によれば、精神病理学には二つの意味があり、一つは精神科症状学と同一の意味、もう一つは医学的心理学である。この両者は密接な関係にあるが、笠原が強調するのは後者である。たとえば幻覚、妄想といった、精神科疾患において中核となる病態について、通常の心理学では説明できない。そこで、医学は独自の「医学的心理学」を構築する必要に迫られた。患者の体験世界を理解することによって、初めて患者－治療者間できちんとしたコミュニケーションが成立し、治療のうえではきわめて重要な要素となるからである。

さて精神科臨床において、これまで十分に考慮されず、したがってきわめて誤診や医原性の増悪があちらこちらに転がっている病態が二つある。一つは発達障害であり、もう一つは複雑性PTSDである。精神病理学の重要性は、自閉症の場合を見れば逆によくわかるのではないだろうか。自閉症はその体験世界において、常識的な心理から隔絶した部分をもっている。自閉症の基本的病因仮説がころころ変わった理由は、体験世界への探求の欠如がもたらしたものにほかならない。自閉症当事者の手記や伝記が登場して初めて、この病態へのアプローチが大きく的を外れたものとはならなくなったのである。

複雑性PTSDという問題があることは、一九八〇年代にはすでに知られていた。しかし、その体験世界についてきちんと報告されたことはほとんどなかった。いわゆる精神病理学者による精神病理学的解析を行なった専門書（たとえば柴山雅俊『解離の構造』二〇一〇）でも、体験世界への言及はきわめて乏しい。これまでの報告は、たんに笠原のいう症状学だけなのかもしれない。しかし、この本には、複雑性ＰＴＳＤの当事者の体験世界がこれでもかというほど、押し込められている。

『『寂しい』と『痛い』の区別がつかない」「生理的不調と心理的不調がごちゃごちゃに体験される」「月経による気分変動に振り回される」「フラッシュバックとは、ドラえもんの『どこでもドア』である」「テレパシーで相手に伝わっていると思い込む」などなど。筆者は現在、治療に訪れた子どもの、その親の側の、複雑性ＰＴＳＤを抱えた成人の治療に明け暮れていて、この本を読んでじつに多くの学びがあった。膝を打ちながらの読書体験は久しぶりであり、（納得できず）舌をうちながらの柴山の専門書とは正反対である。体験世界を考慮しない精神病理学など不要としかいいようがない。

さて、複雑性ＰＴＳＤもまた、きわめて誤診や医原性の増悪が多い問題である。一つはうつ病の誤診である。もう一つは統合失調症の誤診である。正しくは非定型的な双極Ⅱ型を示す気分変動であり、解離性の幻覚である。複雑性ＰＴＳＤの症例に抗うつ薬が処方されると、気分変動が著しくなって、自殺や衝動行為の危険性が増してしまう。ついでにいうと、抗不安薬も意識状態を下げ、行動化傾向を促進するので禁忌である。そして、解離性幻覚に抗精神病薬はまったく無効である。滅多やたら薬に強く、逆にあまりに薬剤抵抗性の強い幻覚に対しては、解離性の幻覚ではないかと疑ってみる必要がある。

発達障害は一般の精神科医にとってもめずらしくなくなった。成人の発達障害の受診も、そして長期間の誤診例も。そしていま、まったく同じ事情が複雑性ＰＴＳＤにおいても起きている。さらに、筆者が注意を喚起したいのは、複雑性ＰＴＳＤの成人例は、じつは発達障害の臨床像も持ち合わせていることが多い。この両者のニワトリ・タマゴ問題は、これから臨床における大きなテーマになるのではないかと思う。この点からも本書は、そだちおよびこころの臨床に従事する専門家にとって必読の書である。

7　こころの闇と宗教

（村上春樹『1Q84』1・2、新潮社）

筆者は村上春樹のかなりよい読者ではないかと考えている。筆者は、村上氏とは同世代である。『風の歌を聴け』からほとんどの彼の主要な小説は読んできた。周知のように彼の小説はすべて、二重世界をテーマとしている。なぜ彼は、かくもこの同じパターンに固執するのだろうか。

さて、ベストセラーの『1Q84』である。筆者はこれをＩＱ（知能指数）８４と読めてしまい、境界知能を主人公にした小説なのかと考えていた。この本は、最初の頁に、ペーパームーンの歌詞が掲げられ、冒頭において、この小説の世界が、1984年でなく1Q84と主人公の女性が命名した、もう一つの世界であることが開示される。要するに、なんというか、この物語は架空世界だという作者の開き直り、あるいはエクスキューズが冒頭から明らかにされている。しかも1Q84は、「空気さなぎ」という作中小説を中心に、二人の主人公が、最初は離れ、しだいに交差して物語を紡いでいくのであるが、登場人物たちは「空気さなぎ」という作中作世界に絡みとられていくことが徐々に明らかにされる。つまり、小説全体がその作中作の架空世界になっている。筆者はなぜこんな手の込んだ入れ籠構造の小説をつくったのだろうか。

かつて異界というものは、水平に移動するだけで踏み込むことができた。明治以前の「遠野」のように、あるいはチェホフの時代のギリヤーク人のように。しかし、われわれの現実というものは、たったいまにおいても、すぐその下には異界が存在する。多くはひっそりと、しかしときとしては、蓋が勢いよく壊れ噴出したかのように閉ざされた異界が人びとを襲うこともある。現在も存在するその異界の一つは家族の心の闇であり、またそれに深くかかわる闇の宗教（カルト）である。オウム事件が村上に深い衝撃を与えたことは疑いない。この小説自体が、オウム事件に対する村上の答えなのだ。この点は、のちに触れるとして、問題は前者の闇である。この小説のなかにはさまざまな子ども虐待が登場する。またこのことこそ、筆者がこの小説の書評という大それた試みを行なう理由でもある。

小説という架空世界が成り立つためには、それがどのくらいリアルであるかにかかっている。この小説に登場する子ども虐待は、その治療に専念してきた筆者から見て、息が詰まるまでに正確に描かれている。歪んだ家庭に育った子どもが、その逆境を踏み越えるには大きなハードルが存在する。子どもは愛着をつくらずに生きていけない。どんなに家族を忌避していても、子どもが慣れ親しんだその世界は、子どもが生きていく基盤なのだ。虐待的な親とのあいだに形成される愛着は、虐待的絆として子どもたちのなかにあって、支配しつづける。

主人公の一人である青豆は、エホバの証人をモデルとした排他的なキリスト教の家庭に育つ。月経が始まる直前、つまり性的な存在へと変化する直前に親を否定し、家族を離れ成長しても、そのストイックで質素な生活がいちばん心安らぐ世界でありつづける。なぜ彼女は、女性の復讐のための殺し屋になったのだろうか。エホバの証人については、筆者はさまざまなＤＶ家庭に入り込み、母親を支える役割を果たしているのを目の当たりにしてきただけに一方的な非難はしたくないが、彼らの行動の背後に、強い攻撃性を見出したのは村上の卓見と感じる。エホバの証人において最終的に救済される人の数はたしか数十万人にすぎないのだ。青豆の乳房の左右のいびつさは、アマゾネスを象徴しているのだろう。青豆の友である環とあゆみは双子といってもよい存在である。前者はネグレクト、後者は性的虐待によって、みずから性的な暴力を引き寄せる闇を心にもつようになる。一言でいってしまえばマゾヒスティックな彼らが、青豆と深い関係に至るのは、サディスティックな青豆とのあいだに、性的な相互性、あるいは相補性を感じるからである。

環もあゆみも、人としての豊かさや賢さをもちつつも、心の深いところに闇を抱え、ついにその存在によって破壊されてしまうというあり方は、虐待臨床に従事してきた治療者として本当に納得してしまう。青豆は殺人のあとに、性的交流を求めるようになる。これは相手が年長の男性ということからも、殺人という許されざる行為を行なったあとに、本人が否定したはずの「天なる父」の許しと受容を必要とするからにほかならない。

一方、もう一人の主人公である天吾は、心理的虐待のなかに育った青年として描かれる。彼はほとんど小説を破壊しかねないほど、もともとの稀有な資質をもつ少年として描かれる。彼は、村上の小説のなかにしばしば登場する、受け身で消極的な狂言回しの役割を担う。天吾が抱える、母親と見知らぬ男性との不倫場面のフラッシュバックもまたじつにリアルである。なぜ彼は消極的な青年になったのか。自分を支えたものが親否認ファンタジーであり、それが覆ってしまえば、みずからの生きる基盤を失うからである。そして女性との性的関係は、母親への甘えをなぞるもの以外にはつくることができない。まことに性的交流の最中は、人がその素顔をあらわす瞬間であるのだ。

さて、問題はふかえりである。これだけリアルに子ども虐待の世界を、微に入り細を穿ち描いた作者が、ふかえりだけは、性的虐待ということからかけ離れた存在として描く。筆者がこの本をとりあげた大きな理由は、じつは性的虐待とふかえりとの違和感が最初にあったからである。作中小説の「空気さなぎ」には、ふかえりと父親との近親姦の部分が欠けている。死んだ山羊は、かつての「羊をめぐる冒険」の羊と同じアイテムであろう。そして、リトルピープルという、ビッグブラザーのある種のパロディは、世界を支配するものとは全体主義ではなく、よき意志を起源とする心の闇なのだということとなのだろう。

1Q84をそのまま読むと、もともと異界との通路を開いたのはふかえりそのものだ。ふかえりがみずから父親と性交をし、父親をレシヴァに仕立て、そのうえでみずからの影を残して、反異界の運動を始めるという、いささか矛盾した物語になっているのである。

この部分を解くヒントは密教である。仏教の最終ランナーである密教は、その最後期において、宗教的修行と男女の性的交流とをドッキングさせるという、きわめてユニークな領域を開花させた。密教は心という異界の構造を、ちょうど世界地図をつくるように、系統的に踏査し、修行体系をつくりあげた宗教である。密教はその最後の段階において、性的な交流を異界への通路を開くために用いるという実践を行なったのみならず、相手を呪殺する度脱もまた教義のなかに登場した。その当初からスキャンダルと大きな論議が持ち上がったのであるが。オウムもかつてはみずからが密教に属すと主張していた。オウムの行なったことは非常に浅薄なかたちではあるが、教義をそのまま踏襲している。心の深部にはさまざまな光と共に深い闇が存在する。それゆえにこそ、多くのタブーや宗教における規範や修行上の手続きが設けられているのだ。その伝統的な手続きをパスして心の深部に降りるとき、やみくろに捕らわれることは稀ではないのだろう。

ふかえりは最後期の密教における明妃（ダーキニー）として働いていることは明らかである。そして、密教の修行という視点から見れば、二つの月はなんら異常ではない。密教の修行における第一歩は月輪観（がちりんかん）である。心のイメージから実体としての月をつくり上げるという修行こそが、密教においてもっともはじめに行なわれる修行の手段なのだ。ふかえりはマザ（実体）ともドウタ（影）とも読めるように描かれている。それが性的虐待から超越したふかえりの姿になっており、たぶんこれは作者が意識的にそうしたのだと思う。ふかえりは天吾と性交することによって、青豆の空気さなぎをつくりあげる。密教の性的ヨーガでは、射精は禁じられていたと記憶するが、空気さなぎの養分として精液が必要なのだろう。青豆は1Q84の世界で死んではじめて空気さなぎのなかの分身に生まれ変わり、おそらくは異界の異界である現実界にふたたび戻るのであろう。

そうすると、もう一つの可能性が浮上する。つまりふかえりの両親こそは、天吾のじつの父母であり、彼らは兄妹ではないかということだ。すると、この物語のつづきは、天吾が新しいレシヴァになって、新たな宗教コミュニティーをつくりだすというオカルティックな展開が予想されるのであるが、そこまで読み込むのは読み過ぎであろうか。謎だらけであるが、現実といわれるもの自体が、不条理によってでこぼこになっているではないかと村上は言いたいのかもしれない。

この物語世界では、異界との通路をつくることが可能な少女（と作家）が、異界から世界への噴出を止めるために、小説という虚構を用いて、現実にあふれ出した異界の影響を削ぐ運動を始める。ここに作者の自負や希望が込められているにちがいない。

さて冒頭の疑問である。なぜ村上は二重世界にこだわるのか。たぶん、小説とは現実界の一枚下にある架空世界を示すものだという信念ではないだろうか。子ども虐待を止めるためには、家族という閉鎖空間に穴を開ける作業が有効かつ必要であるのと同様、その架空世界を知り、その世界との通路をつくることが、異界からのやみくろの襲撃を止める手段になるのだと。

（注　この書評は「1Q84」第三巻が出版される前に書かれたものである）

8　仏教徒はラカン派になれるか

（高村薫『晴子情歌』『新リア王』『太陽を曳く馬』新潮社）

高村薫は現代のわが国に在命の作家のなかで、トップの人である。時代を切りとる筆の力は他の追随を許さないものがあり、筆者は愛読をつづけてきた。

その高村氏の最新作に、福澤三部作と呼ばれる長大な三部作がある。第一部は「晴子情歌」で、年代的には大正九年生まれの晴子と、その息子である昭和二〇年生まれの彰之との手紙によって構成されている。彰之の父親は晴子の夫の兄である政治家福澤栄で、彰之は東大出でありながら漁船員として働いている。第二部は「新リア王」と題され、政治家福澤栄と禅宗の僧侶となった彰之の対話によって綴られる。晴子は昭和五一年にガンで死んでおり、時代は昭和五〇年代から六〇年代、当時の政治家が実名で登場し、自民党による地方と中央への政治と、禅宗僧侶による修行の様相が並行して語られていく。彰之が、知的な遅れがあり、非常に不安定な女性とのあいだにつくった私生児秋道（昭和四三年生まれ）が非行児としてすでに登場する。

第三部「太陽を曳く馬」では、彰之は東京のど真ん中につくられた禅宗の修行所サンガに僧侶としている。その修行所でオウムに所属していたてんかんを病む青年が、てんかん発作中に修行所を抜け出して車にはねられ死亡するという事故が起きる。前後して、彰之の息子で現代美術の画家になった秋道が衝動的な殺人を犯し、逮捕される。正確にいうと、秋道は画家として暮らしているのではない。強いて分類すれば現代アートに属するだろうという、一般的な解釈を拒否する幾何学模様の積み重ねのような類いの絵をひたすら描きつづけていて、他のことは何もできないし、しない。絵を描く以外に彼には関心はなく、周囲の人とのあいだのコミュニケーションすらできない青年として描かれる。時代は9・11が起きた直後、ミレニアムを挟む東京である。

この第三部の中心テーマは、既存の禅仏教とオウム、そして現代アートである。それに死んだ僧侶がてんかん、殺人を犯す息子秋道がなんらかの精神科疾患ということで、精神医学も取り込まれ、複雑な議論が展開される。この第三部に『レディージョーカー』の合田刑事が登場したのにはびっくりした。合田氏は正法眼蔵も読めば、バガヴァッド・ギータも読みこなすという『レディージョーカー』時代以上にひねりの入った刑事になっている。秋道は死刑になり、彰之はサンガを去り、元オウムの修行僧の事故の真相が明らかになったところで、この三部作は閉じられる。

さて、殺人を犯す秋道の診断はなんだろう。知的には非常に高く、0歳からずっときちんとした養育を受けていなくて、周囲との会話すら困難、これはまるでチャウチェスク型自閉症（きわめて重度の愛着障害）なのだが、どうも高村はこの青年を統合失調症としたいらしい。もともと高村の描く精神科疾患は『マークスの山』からずっと専門家から見ておかしかった。そして、この膨大な三部作の最後にジャック・ラカンが登場する。最終章の題は、なんと「対象ａ（フランス読みでアー）」なのだ。筆者は正直なところ、楽屋裏を見せられたような感じでドッチラケになってしまった。彰之はラカン派だったのか！

あらかじめエクスキューズを入れておくと、ラカンの提示したものが今日でも十分に有用性があると筆者は考えている。とくに、欲望は他者の欲望であることや、欲望には限界がないことは、自分の望遠鏡への情熱などを考えてもすごく納得してしまう。だが、福澤栄や合田ならラカン派で結構だけど、彰之はきっちり履き違えていると思う。なぜなら仏教は宗派を超えて、その中心は、心の極を清浄なものと捉えているからだ。一方、分析は同じく宗派を超えて、心のなかには悪が存在すると考えている。もっとも仏教的なユング派ですら、三位一体に悪魔を加えて四位一体といっているほどなのだ。ましてラカン派は仏教徒になれない。その逆もしかり。中沢新一のラカン理解がおかしいと、斎藤環あたりから非難されるのは、中沢が構造主義を継承しつつ、本質的には彼が仏教徒であることによるものからくるズレなのだと思う。

高村は禅宗の家を親戚にもち、既存の宗教、なかでも禅宗に対して敵意に近いものがあるようだ。高村はこのミスマッチを意図的に行なったのか、もしそうであるなら、それはそれでやはり失敗である。分析と真の仏教と、心のなかにある立体的な両極のダイナミックな関係こそ、混迷の現代において取り上げるに値するものだからだ。オウムの光と陰。脱線に近いが、分析が示す精神医学、そして臨床心理学は、今日、その有効性自体が非常に限られたものになっている。未来の精神医学のキーワードは無意識ではなく、発達障害とトラウマであると筆者は考える。

この現代そのものに真正面から取り組んだ膨大な三部作が、このミスマッチによって、なにやら、いっさいがぶち壊しになってしまったようで、すごく惜しまれるのであるが。

9　精神の考古学によって何が見えるか

（中沢新一『カイエ・ソバージュ』全五冊、講談社）


中沢新一は『チベットのモーツァルト』を皮切りに、チベット密教の修行と、フランス構造主義の研鑽からトータル、かつラディカルな思想を展開してきた。筆者は中沢の一連の仕事からさまざまな学びを得てきた一人である。このカイエ・ソバージュ（野生の手帳と訳せばよいのか）のシリーズは、中沢のこれまでの仕事の集大成といえるものである。二一世紀初頭に生きるわれわれにとって重要な内容が含まれており、認知考古学および文化人類学による温故知新の一つの到達点ではないかと考える。そこで、やや冗長になることを覚悟のうえで（編集者から長くなってもよいと快諾をいただいたので）この五巻の書評を試みたいと思う。

ただし筆者は、構造主義についてはよくわからないところがある。とくにラカンは比較的身近な精神科医（たとえば鈴木國文など）が二〇年来、正面から取り組んでいるのを横目で眺めつつ、何度かチャレンジをしてそのつど、ギブアップをつづけてきた。その理由については後述するが、非常に的外れとなる可能性について、あらかじめエクスキューズを入れておきたい。

第一巻は「人類最古の哲学」である。そこでとりあげられているのは神話である。神話が世界規模で共通の拡がりをもつものであること、それは現人類の共通の祖先から受け継がれたものであること、さらに独自の論理をもち、神話に展開される思考は人間独自の官能的情動を含めた認知や思考のはたらかせ方の特徴を反映していること、その内容が今日もまったく色褪せることがない深い意味を含蓄していることが語られる。

この人間独自の認知・思考のあり方というテーゼは、カイエ・ソバージュの通奏低音であり、その内容に関しては徐々に明確に述べられていく。神話の具体例として中沢が取り上げるのは、第一に燕石、第二にシンデレラ物語である。この二つは共に南方熊楠が取り上げたテーマである。燕石は竹取物語にも登場し、一方でまったく同じテーマが西欧のケルト文明にも伝承されている。中沢は南方の分析を紹介しつつ、燕が冬と春、死と生の仲立ちをする存在であり、さらに性的な存在であったこと、燕が海から持ってくると信じられた燕石は、その燕の性格ゆえに、病気を外へ出し、子どもを安産させ、閉じこもった「結婚したがらない娘」を外に出す効果があると考えられていたこと、またこの燕石と非常によく似たよりポピュラーな物として「豆」の存在があり、豆は同じく死と生の狭間のコミュニケーションをつかさどる物として神話に登場し、それは今日の豆まきにまで受け継がれていること、豆はまたクリトリス、睾丸の両者を象徴する性的なものとして捉えられていたことなど、神話独自の論理の具体例が展開される。

このあとで中沢は、シンデレラ物語の分析に進む。シンデレラ物語もじつは東洋にも西洋にも普及していた神話であることが示される。そして、シンデレラの意味は「かまどの灰にまみれた娘」の意味であり、かまどは異界と現世との交通の場であり、それゆえ灰は豆と同じく死と生をつなぐ存在であり、シンデレラも異界と現世とのコミュニケーションをつかさどるがゆえに、さまざまな価値のある物がその狭間から与えられ、また階級の格差（王子と最下層の娘）をつなぐ存在としてはたらく役割が与えられることが示される。

ここで、すでに第三巻のテーマである贈与と経済学の問題が少し顔を出す。この巻の末尾はこれまでの思考の流れから唐突に神話と宗教とのちがいに関する考察にジャンプする。ここではバラモンの儀式に用いられたベニテングダケからつくられる幻覚剤「ソーマ」について述べられているが、神話が宗教に転じ、抽象的な方向に自走した途端に、本来の神話が含蓄する深い意味を失った自己目的化へと暴走するという、非常にラディカルな宗教批判が述べられる。

二巻目は「熊から王へ」と題された国家論である。これが書かれたのは同時多発テロの直後であり、貧富や所有など、人間相互の格差が圧倒的な非対称に至る状況の原形として、人と動物とのあいだの非対称に対して、古代から人類が神話的な思考のなかでどのようにその解消をはかってきたのかが語られる。それは次のような思考である。森の動物は人と基本的には同じであり、コミュニケーションや結婚も可能な存在である。動物は贈り物として、自分の肉や毛皮を人間に届けてくれる。毛皮を脱げば動物の魂は、人と同じものとして森の家に帰っていく。人は動物の肉や毛皮や骨を敬意を込めて扱い、ときには装飾を施して埋葬する。すると霊となった動物は、人にどれだけ大切に扱われたかを仲間の霊に語り、森はさらに豊かな贈り物を届けてくれる。この動物の頂点に存在するのが熊であり、このような神話の論理に従ってアイヌの熊送りの儀式が行なわれてきたことが示される。そしてこのような神話の思考を可能にするものは現人類に発生した流動的知性であることが語られる。

これは無関係なもの相互のなかに関連性を見出し、カテゴリーが違う領域を結びつける機能であり、この機能によって、隠喩や換喩が可能となり、言葉が成立するのである。この機能こそ、ネアンデルタール人に欠け、新人類の飛躍をもたらした新しい機能であると説明される。脳の機能からすれば、連合野の機能ということになるだろうか。しかし、この自然からの贈与という思考には無理が内包されており、神話のなかでもそのことは意識されている。ここに挿入されるのは、シャチから日本刀を与えられた、魚と人間の合いの子による生き物の殺戮というエピソードである。武器や技術の発展によって、これまで人と動物とのあいだに維持されてきた対称性は崩れていくことが暗示される。この巻ではひきつづき太平洋をとりまくモンゴロイドにおいて存在した首長について解説される。彼らは冬にのみ、秘密結社のようなグループをつくりあげ、そのなかで秘密結社のリーダーが登場する。そこでは若者にさまざまな試練が与えられ、最後に儀式のなかで若者は人喰いに喰われて、社会的な自己から離脱し、自然の新たな力を与えられ、生まれ直す儀式が行なわれる。

この環太平洋のモンゴロイドにあって、社会のなかの交渉役である夏の首長と、魂の導師である冬のリーダーと、自然の秘密の力を握る自然の力とのあいだのコミュニケーターとしてのシャーマンと、さらに戦争のリーダーを務める将軍という四つの権力が分かれて存在していたのである。このうち夏の首長を除く三者は同一の個人によって兼ねられることが可能であった。このいわば人喰いのリーダーが、夏の首長を兼ねたものこそ、王の誕生である。環太平洋のモンゴロイドでは、少なくともアメリカ・インディアンにおいて、西部開拓戦争の最中でもこのような王は登場しなかった。

なぜ、ここに国が存在した地域と、存在しなかった地域に分かれるのかについて、中沢は語らない。ここで提示されるのは、国の成り立ちを示すと考えられるスサノオの神話の読み直しである。追放される途中に地域の首長の娘を助け、自然の力を象徴する大蛇を殺し、その中から剣があらわれ、人喰いの力（自然の力）と首長とを兼ねた王が登場する。中沢は流動的知性の行き着くところ、抽象的能力を進めれば自然の力と権力をあわせもった王権が登場せざるをえないと述べる。その一方で、そのようにして登場した王権は、自然に対する対称性を欠き、野蛮な行為に突き進むと指摘する。そしてこの巻にも末尾に、仏教をめぐる考察へとジャンプする。ブッダは王子といわれてきたが、じつは非アーリア民族であるヒマラヤ山麓地域に住んでいたモンゴロイドによる共和制に近い首長の息子であり、ブッダの思想の基盤はその伝統に沿った思想をさらに推し進めたものであるという。仏教の基本的な思想は、生き物の対称性を再現させる方向を示していることが語られる。

第三巻は愛と経済学である。その中心は贈与に関する考察である。これまでの経済学のなかで、交換と贈与との関係は気づかれていた。贈与は人とのつながりを目的として行なわれるが、交換はこのような個別的意味性を廃した非人格的な価値のみが取り扱われる。贈与のなかから交換が出現し、この両者をつなぐものが商品である。しかし、ここに中沢が持ち出す鍵言葉が純粋贈与である。純粋贈与とは贈り贈られる関係を破壊したなかに姿を垣間見せる贈与の背後にはたらく、いわば自然そのものはたらきに近いものである。この純粋贈与という概念は必ずしも明確ではない。だが中沢はこの純粋贈与こそ、自然から無限に与えられる恵みそのものであり、かつて重農主義者が農業がもたらす増殖の背後にある原理であり、親鸞の自然（じねん）であると述べる。つまり、純粋贈与と贈与とのあいだに生じるはたらきが無限の恵み、増殖である。

巻は北欧神話の指輪神話を主題とした貨幣論へと展開する。純粋贈与においてはたらいた流動する霊力が流動する金属に象徴化されたところに貨幣が生じ、富として社会のなかへとその力を持ち込む。これは自然に帰属していた力が王として社会のなかに持ち込まれた状況と同一であり、国家の成立と貨幣の成立は同軌している。ここで登場する富の力を具現化したものがコルヌコピア（豊饒の角＝すべての価値がわき出す角）であり、それはちょうど西欧において資本が積み上げられる時代に重なって、キリストの聖杯伝説へとつながっていき、精神化された富を産み出すものとして貨幣経済や資本の蓄積の過程におけるシンボルとなる。

ここでラカンが登場する。ラカンの現実界、想像界、象徴界はそれぞれ純粋贈与、贈与、交換に対比することができる。現実界（モノそのものとしての内部欲動）がイマジネーションの世界である想像界に触れるときに、他者の悦楽（ラカンは女の悦楽と呼ぶが、性的な悦楽にほかならない）が生じ、想像界が言葉の体系としての象徴界に触れるところに意味が生じ、現実界が象徴界に触れるところに、去勢された笑い（ここでのラカンの去勢とは、愛情の提供を切られて個別化を求められた、言い換えると身体性を欠いた抽象的な個別化の意味。筆者は要するにラカンの言わんとするところは漠然とわかるのだが、このような過激で過剰な、まさにシニフィアンについていけないのだ）であるファロスの悦楽（性的体験から切れたところに存在するゴロ遊びや、たとえばこのような無意味ともいえる原稿を書き上げたときに得られるある種の悦楽の類い）であり、純粋贈与と贈与とのあいだには準生産（富の無限の拡大）が、贈与と交換とのあいだには先に述べたように商品が、純粋贈与と交換とのあいだには資本が成立すると述べる。

そして最後に、この三身一体の図がキリスト教の三位一体に重なるという指摘がなされる。贈与の位置に子が交換の位置に父が、そして純粋贈与の位置に聖霊が重なり、それゆえに、資本主義とキリスト教とは双子の兄弟の構造をもっていると中沢は述べる。しかし、たとえば本来ふゆ（精霊が増える）の祭りであるクリスマスにおいて、純粋贈与の影が垣間見えるのであると。この巻の終章はジャンプはなく、かつて非常にデリケートな対話のなかに初めて成立した、自然が純粋贈与を開くためのコミュニケーションのあり方が、今日では科学技術によって自然をたんに暴く方向に向かい、自然が荒廃したのみならず、人と人とのコミュニケーションも愛の欠けた形以外には成立しなくなったと指摘する。

第四巻「神の発明」はもっとも困難な一神教の成立に関する論である。中沢は超越性というものが、現人類の脳のなかにあると提示する。一神教の神と、自然現象のなかに見出される霊やタマ（スピリット）を分け、スピリットのあらわれるところに増殖や富や恵みが湧き出ると考えられていたことを三巻までの考察のなかから振り返る。そのスピリットと交流するために開発された、幻覚剤によってもたらされるイメージが人類に普遍的なものであり、それはじつはニューロン自身の発火による「内部閃光」によるものであり、幻覚剤を用いなくとも青空の凝視や瞑想や暗闇のなかで見ることができることを明らかにする。

この内部閃光は筆者も座禅のなかに体験をしたことがある。そして人間の脳の流動的知性、先に述べた連合野の機能が、人間独自の比喩の機能をつくりだし、抽象的な思考や言語機能を産み出すとき、思考に関する思考という具体的対象がないものが立ちあらわれ、これが超越性の根源であると主張する。そして人は、どのような具体的なものごとのなかにも意味を重ねて見取ってしまう。人の思考そのものがそのような超越性を背後に秘めており、宗教的でない思考はもとより存在しないと述べる。

ついで中沢は、一神教の成立に関する認知考古学に進む。環太平洋のモンゴロイドが信奉するスピリット群のなかには、グレートスピリットと呼ばれる超越した存在があり、その気になれば現在の一神教になりえた。ところが首長が王にならなかったように、このグレートスピリットは、超越神になることをせず、他のスピリットとの平和共存を望んだ。これは、一神教と王制とが同じ基盤をもって成立したことを裏づけると述べる。さらに現在の民間信仰の神には高神と来訪神とがあることが語られる。高神は垂直で、現在の存在にあまねく普遍しており、そこには具象性はなく高度の抽象的なイメージのみが存在する。それに対し、来訪神は、冥界から地上に訪れ、豊かな具体的なイメージをもち、あの世とこの世をつなぐものとしてあらわれる。

この両者のちがいをあらわすために、ふたたびラカンが登場する。スピリッツがあらわれる世界は、ラカンのいうメビウスの輪であり、裏が表となり表が裏となる世界である。来訪神はかつて豊かに行なわれていたスピリッツとの交流を再現するためにこの世を訪れる存在であるのに対し、高神はラカンのいうトーラス（ドーナツ状の中空構造）の中空に位置するものとして抽象性そのものとしてあらわれる。こうして宗教とは、ラカンの述べる心の構造と同一であり、人の脳機能そのものによって出現したものであることが明らかとなったと中沢は言う。

わが国のような比較的宗教的な圧力が弱い世界では、神社のお祭りに示されるように、高神と来訪神は共存していたが、なぜこの高神の中から現在の排他的な一神教が出現したのか。この点に関して中沢は、旧約聖書に記された歴史のなかでは当初、地域的な高神と来訪神が共存していた状況から、やがてモーセによる他の神を抑圧排除した一神教による、ある種の革命が起きた過程をさらりと触れるだけである。だが、カソリックでは三位一体として、否定されたはずのスピリットのはたらきが聖霊という名で生き延びてきた。そして一九世紀西欧において、自由な聖霊のはたらきを人びとが実践するにつれて、ときを同じくしてキリスト教の衰退が生じたことを指摘する。最後の章で、もう一つの高度な抽象性をもつ普遍的な存在として貨幣について触れ、聖霊と商品とを入れ変えれば資本主義の三位一体となることが指摘される。

最後の巻は「対称性人類学」と題されている。この巻においてこれまで述べられてきたものは、すべて対称性人類学に関する考察であったことが語られる。冒頭に、神話世界では、科学的な思考と同じ二項操作（二つのものの差によって分ける）の論理を用いながら、一方で非アリストテレス論理（Aは非Aではないが取り上げられているが、もっとも重要なアリストテレス論理は因果律であろう）とは異なるA即非Aというバイロジックな展開をすることが語られる。対称性とは、このバイロジックな論理に展開されるものであり、人間の一般的な認知である三次元的な認識より高次の認識のうえに初めて成り立つものであると述べる。

その一つの例としてブランコという精神科医が統合失調症の患者に展開される論理の法則が神話世界と同じであり、それは人間の無意識のはたらきを反映するものであると中沢は紹介する。ついで、ネアンデルタール人と新人類の脳の差が、流動的知性の差であるという以前から提示されたテーマが取り上げられ、流動的知性の特質は無意味なものごとのあいだを結びつける機能にあるという。その機能は隠喩と換喩であり、それが一方で言語の基盤となっており、もう一方で、人間の無意識を規定すると中沢は主張する。換喩は無意識のはたらきとしては置き換えであり、隠喩は圧縮である。言語機能のみならず、この置き換えや圧縮の機能からもたらされる、部分と全体の一致あるいは対称性が保障されないかぎり、人間の脳は幸福とは感じない。ところが人類は、徐々に単一の価値観の方向に突き進んできており、言語機能の無意識部分を切り捨て、突出した意味性や論理性のみが展開してしまった。

その基盤には、特異な一神教として成立したキリスト教の影響があり、さらにキリスト教では、聖霊という存在を取り込んだことによって、イスラム教で禁止された高利貸しがあっさりと認められ、価値の増殖という方向に突き進んでしまい、圧倒的な非対称世界をつくりあげてしまったと中沢は述べる。そこでもう一度仏教が取り上げられる。そこでは、言葉を廃した無意識のはたらきそのものを展開させる訓練が二千年余にわたって行なわれてきた。仏教では自己は無限に広がる縁起の結び目にすぎず、そもそも存在していない。流動的知性のはたらきは、仏教によって見出された自他の区別のない、部分は全体と一致する無意識のはたらきそのものである。さらに中沢は、華厳経、井筒俊彦、龍安寺の石庭を引いて部分が全体であり、すべてがすでに仏性である仏教の教えこそ対称性にもとづく心のあらわれであると述べる。

次に取り上げられるのは幸福論である。人が至福を感じる実例として、性体験と宗教体験が取り上げられ、両者とも対称性無意識がもっとも自由に動いているときであるからこそ幸福に満たされるのであると述べる。

中沢は最後に経済学に戻る。そこでは死の衝動に裏打ちされた、バタイユによる普遍経済学が取り上げられる。タナトスそのものが無意識における生の衝動の対称としてあるものであり、経済学における実数の対局に位置するものは無限小であり、超実数であり、現在のグローバルな経済に対抗できるものは、限りなく実体を稀薄にした純粋贈与であると中沢は述べる。そして、これまでの形而上学を乗り越える、対称性を求めた克服こそが人類を導く未来の形而上学になると結論して、この五巻を閉じる。

さて、以下にまとめて批判というよりも、疑問を述べる。この労作に欠落しているキーワードが二つある。一つは愛着であり、一つは心的外傷である。対称性は隠喩、換喩能力によって無意識の動きのなかにおのずから求められるものなのであろうか。言語機能のみでは対称性に人の心が向かうことはなく、むしろ中沢のいう「原始的抑圧」によって非対称の方向へと向かってしまうことは明らかである。しかし、言語を解体するだけで、対称性への志向が作動してくるものなのだろうか。五巻で紹介されているチベット密教の初期の修行としてなされる、屠殺される山羊を自分の前世の母として見つめるという、じつに感動的なワークの基盤にあるものは母と子との愛着であろう。これは筆者自身が兼ねてから抱いてきた疑問である。仏教の基底は空である。ところが仏教の空は、すべての存在を空として突き抜けたあと、無限の慈愛と光の世界に導く。これは本当に空の空を通徹するだけで、内側から光りが満ちてくるのであろうか。

この疑問は、次のように臨床的に言い換えられてもよいだろう。被虐待児に対して、愛着提供者なしに、心を解離させることなく、他の事物や人への共感を育てることができるのであろうか。子どもが共感や愛着をつくらずに生きることはできないことはよく知っている。だが、たとえば被虐待児がつくりだす虐待的愛着は、「対称性」を著しく欠く著しく歪んだものとならざるをえない。筆者には第五巻で中沢がいう純粋贈与のもっとも理解しやすいイメージとは、母が子に注ぐ愛を込めた眼差しである。そこにはなんら物質の介在はない。また見返りを求めるものでもない。そしてこの眼差しは、人類だけのものでもない。

被虐待児に触れたが、もう一つの欠落が心的外傷である。人はもとより失われてそこにはない存在である、と述べるラカンはたしかに仏教徒的なものを抱えるのにちがいない。だがラカンが取り組んだのは、幻覚や妄想など、どちらかというと病理現象ではないかと思う。またラカンが分析家であるかぎり、決定的に仏教徒とは異なる。また統合失調症は一臨床医が見るかぎり、その病理を圧縮すれば脳の空回りである。意味連関が果てしなく拡がり、無意味のなかに意味を見出す、つまり世界の隠喩性が果てしなく拡がっていく。しかしながら、それは脳の病理的なはたらきによって起きるものであって、神話世界の豊かな意味性とは、どちらかというと無関係なものと考える。

それより重要なのは、ラカンが一九〇一年生まれであることである。とくに三八歳から四五歳はナチスによるフランス占領下において、病院で勤務し友人であるバタイユの妻であるユダヤ人女性とのあいだに子どもをつくったことが知られている。筆者はラカンの思想の背後に、この時期を生きたヨーロッパ知識人に等しく認められる強烈な戦争のトラウマを見ずにはいられない。そもそも、フロイトのタナトスも、いやフロイトの仕事自体も、性的虐待がファンタジーではないことが明らかになった今日、心的外傷という視点から再検討する必要があると思う。

エディプス・コンプレックスは別の読み方が可能である。父親がＤＶの虐待父で、息子はその暴力に怯える毎日であったとしたら。無意識とは少なくともその一部はじつはフラッシュバックではないのか。このフラッシュバックこそ、フロイトが「快感原則の彼岸」で反復強迫と呼んだものではないか。ついでに言えばレヴィ・ストロースも一九〇八年生まれのユダヤ人であり、大戦を経てむき出しとなった西欧文明への絶望が彼の仕事を支えてきたことは周知のとおりである。

空を掘り下げると、そのまま愛の光が見えるのであれば、仏教が繰り返し示唆してきたように、人の心とは本当にそのように動くものなのであれば、臨床に格闘する一児童精神科医にとって、大きな救いとなる。

第四章　複雑性ＰＴＳＤの治療

I

発達障害への少量処方

1　少量処方への気づき

筆者はこの数年間、とくに発達障害の臨床において、子どもに対しても、また併行治療を行なっている親の側に対しても、薬物療法を行なうさいに、臨床精神医学の常識を越えた極少量の処方を少なくとも最初に試みるようになった。このような「非科学的」なエキスパート・オピニオンに属する臨床については、体系化させると碌なことがないとは、神田橋條治先生の言葉であり、筆者もそれに従って、依頼講演などでボソボソと付け加えたように、実際の臨床例を提示するのが常であった。ところが、このつぶやきが少しずつ反響を呼んだようで、ついにきちんと文章化するように求められた。

とくに発達障害への薬物療法は、もともと本来の薬の目的とは異なった使用の仕方をするので、少量処方が大原則であった。筆者の原則は、最低用量の錠剤の半錠から始めることであったが、それ以上に減らすほうが有効なことがあることを教えてくれたのは、畏友三好輝である（三好、二〇〇九）。彼によれば、筆者の処方はまだ一桁減らせるのではないかという。三好の実践をいくつか教えてもらい、最初はおっかなびっくり減薬をしてみて、すべてではないにせよ、多くの症例でむしろ著効を示すことに驚嘆した。試行錯誤を繰り返すうち、薬の量はどんどん減っていき、ついに筆者からみても、常識外の量にまで到達してしまった。

このような臨床を、細々と実践していくうちに、この少量処方をめぐる論議のなかに、現在、精神医学において大きな問題になっている論点が含まれていることに気づき、開き直って、むしろこの少量処方をめぐる論議こそ、じつは混乱を整理する一つの視点ではないかと思えるようになった。かくして師匠の教えに反し、このような文章を書くに至った。

最初に、少量処方が有効であった症例を提示する。症例は、匿名性を守るため、おおまかな臨床像と症状、処方のみに絞って記している。おのおのの処方の変遷は表４－１にまとめている。

【症例1】

子どもの臨床から併行治療を行なった中年の母親である。これまで成人の精神科での治療を継続して受けてきており、しかし十分な症状軽減に成功していなかった。うつ病の診断である。表にあらわれている症状としては抑うつだが、気分の易変性、対人関係の不安定、さらに肥満恐怖がある。トラウマ的な体験が多々あり、またフラッシュバックが数多く認められることから、トラウマ

表4－1　症例の処方変遷

症例1　中年女性　うつ病

トラゾドン（デジレル）50mg 分1　夕 アルプラゾラム（ソラナックス） 1.6mg 分2　朝夕 フルニトラゼパム（ロヒプノール） 2mg 分1　寝る前	➡	炭酸リチウム（リーマス）1mg アリピプラゾール（エビリファイ） 0.25mg フルニトラゼパム（ロヒプノール） 1mg 分1　寝る前 小健中湯　5g 十全大補湯　5g　分2　朝夕

症例2　小学生女児　集団困難

フルボキサミン（ルボックス）75mg リスペリドン（リスパダール）3mg レボメプロマジン（ヒルナミン） 15mg 分3　朝昼夕	➡	なし

症例3　中学生男児　不登校

ペロスピロン（ルーラン）48mg 分2　朝夕 アリピプラゾール（エビリファイ） 1mg クエチアピン（セロクエル）200mg 分1　寝る前	➡	炭酸リチウム（リーマス）1mg オランザピン（ジプレキサ）1mg ラメルテオン（ロゼレム）4mg 分1　寝る前

症例4　青年男性　自閉症・てんかん

カルバマゼピン（テグレトール） 300mg バルプロ酸（デパケン） 450mg リスペリドン（リスパダール）1mg 分2　朝夕	➡	炭酸リチウム（リーマス）3mg アリピプラゾール（エビリファイ） 0.3mg バルプロ酸（デパケンR）200mg 分1　夕 桂枝加芍薬湯　5g 四物湯　5g　分2　朝夕

処理を行なうあいだという限定で、カルテを移し治療を開始した。
複雑な家族背景と、夫婦間の不和、性的な被害やトラブルなどが錯綜した症例であり、また凸凹レベル（杉山、二〇一一a）の自閉症スペクトラム（以下ASD）が認められた。気分の上下があるため、抗うつ薬を減量し、気分調整薬と少量の抗精神病薬を処方した。また被虐待の既往があるので、フラッシュバックに対する神田橋処方（後述）を加えた。最初の処方でだるくて仕方がないという訴えがあり、アリピプラゾール〇・五ミリグラムをさらに〇・二五ミリグラムに減薬した。その後、気分変動は緩やかになり、トラウマ処理を実施することができた。

【症例2】

大パニックを繰り返し、長期の入院治療を必要とした小学生女児である。家族背景としては、父親にASDと気分障害があり、父親から母親へのDV、子どもたちへの暴言暴力があった。患児も幼児期から集団困難がつづいていた。患児は幼児期からパニックの頻発を生じていたが、小学校中学年になって、家族の病気とそれにともなう家族の多忙さのなかで、刃物を振り回して暴れるといった状況が頻回に生じ、一年あまりの入院治療が必要となった。退院をしても大パニックはつづき、週四回が二回に減った程度であった。
退院後の治療を任された筆者は、診断の見直しを行なった。その結果、患児もASDの基盤があり、また父親からの虐待が影響を与えていることが明らかになった。この診断にもとづいて入院中に継続して処方されていた抗うつ薬が逆に興奮を助長しているのではないかと考え、速やかに減薬し、また抗精神病薬はゆっくり漸減した。極少量の炭酸リチウムの服用を開始し、それ以外の薬を減らしていくと、不思議なことにパニックの回数は減り、二年後についにゼロになった。そうしてみると患児の自己表出の苦手さが大きな問題であることがはっきりしてきた。家庭や学校での取り組みをお願いした。その後は、学校の休みごとの外来になっている。

【症例3】

家庭内暴力、不登校の中学生男児である。彼も入院治療を必要とし、退院後も比較的多めの薬物療法で維持をしていた。筆者が主治医を引き継いだ当初、薬を減らすことを患児自身が嫌がり、これだけの薬がないと眠れないと述べていた。しかし朝、起きることができず、深夜に寝て昼過ぎたころに起きるという生活を繰り返し、登校はまったくできなかった。

筆者は診断をやり直し、幼児期からの対人関係の問題や、過敏性を抱えていて、軽症ながらASDの基盤があることをあらためて確認した。ここでハプニングが起きた。暑い夏に、家庭のクーラーが故障し、患児はあわや悪性症候群を起こしかけ、いっきょに服薬がゼロになった。そうしてみると、睡眠相が後退することや、軽度ながら被害念慮が継続的にあることがわかった。少量の処方を再開し、これで睡眠リズムは安定し、放課後であれば、学校にも足が向かうようになった。

【症例4】

幼児期から継続的な診療を行なってきた自閉症の青年である。IQ六〇台を示す。小学校年代でてんかん発作を生じたため、抗てんかん薬の服用を行ない、てんかんの発作はその後生じていないが、抗てんかん薬はその後も服用していた。二〇歳を超えるころから気分の上下があり、うつの相では作業所への出勤を嫌がり、躁のときにはイライラや不眠が認められた。気分の上下はきっかけなく生じ、数カ月周期で上がり下がりを繰り返し、双極I型と診断した。

抗てんかん薬としてバルプロ酸やカルバマゼピンをすでに服用しており、これに加え、気分調整薬をさまざま試みたが気分の上下を止めることが困難であった。そこで抗てんかん薬に加えて炭酸リチウムとアリピプラゾールの極少量処方を行ない、またタイムスリップのエピソードがあったので神田橋処方の内服を開始した。この処方にしたあとから、徐々に気分変動が治まってきた。そうすると作業所への出勤も可能になった。

筆者としては、いくらでも、このような少量処方の例を上げることが可能である。なんとなれば現在、筆者が薬物療法を行なっている児童・成人患者の九割までがこのような少量の処方と、神田橋処方をはじめとした漢方薬で対応しているからである。ちなみに残る一割は、二つのグループに分かれる。一つは他の医師から紹介された症例で、前医の処方をゆっくり減薬している最中というグループと、筆者自身がある程度の量の薬を用いなくては対応ができないと診断を行なって、通常量を用いている例である。

このような少量処方が有効である症例というものが、とくに発達障害基盤の患者にあることを最初に仮定してしまおう。すると、なぜ有効なのかという説明が必要になるが、ここには三つの問題が混在している。

第一は、薬理効果に関する常識外の事実である。第二は、カテゴリー診断の弊害ともいうべき、気分障害や双極性障害をめぐる混乱である。ここで重要なのは、第三に発達障害とトラウマの見落としである。この順に検討を加える。

2 非直線モデルの薬理効果

一般的な常識において、薬理効果は直線モデルで考えられている（図4－1）。ところが、じつは、このモデルに収まらない薬理効果を示すグループが少なからずある。

第一は、U字型の薬理効果を示すグループである（図4－2）。図4－2はレベチラセタム（イーケプラ）の薬理効果の報告である（Kanemura, et al., 2013）。この薬物がなぜこのような曲線を描くのか、低用量と高用量で効果があるてんかんのタイプが異なっているという説明があるが本当だろうか？　この薬がU字型を描くのであるとすると、他の抗てんかん薬はどうなのだろうと興味が湧くが、筆者が調べたかぎりではデータがない。また、レベチラセタムにしても、さらに減量をしたときの効果についてはわからない。てんかんの治療において、発作がなくなった症例で、抗てんかん薬を減薬していき、血中濃度が計測できないところまで減らしてもてんかん発作は生じないのに、ゼロにすると発作が起きるという例をときに経験しているので、レベチラセタムだけではないのではないかと考えるのであるが。

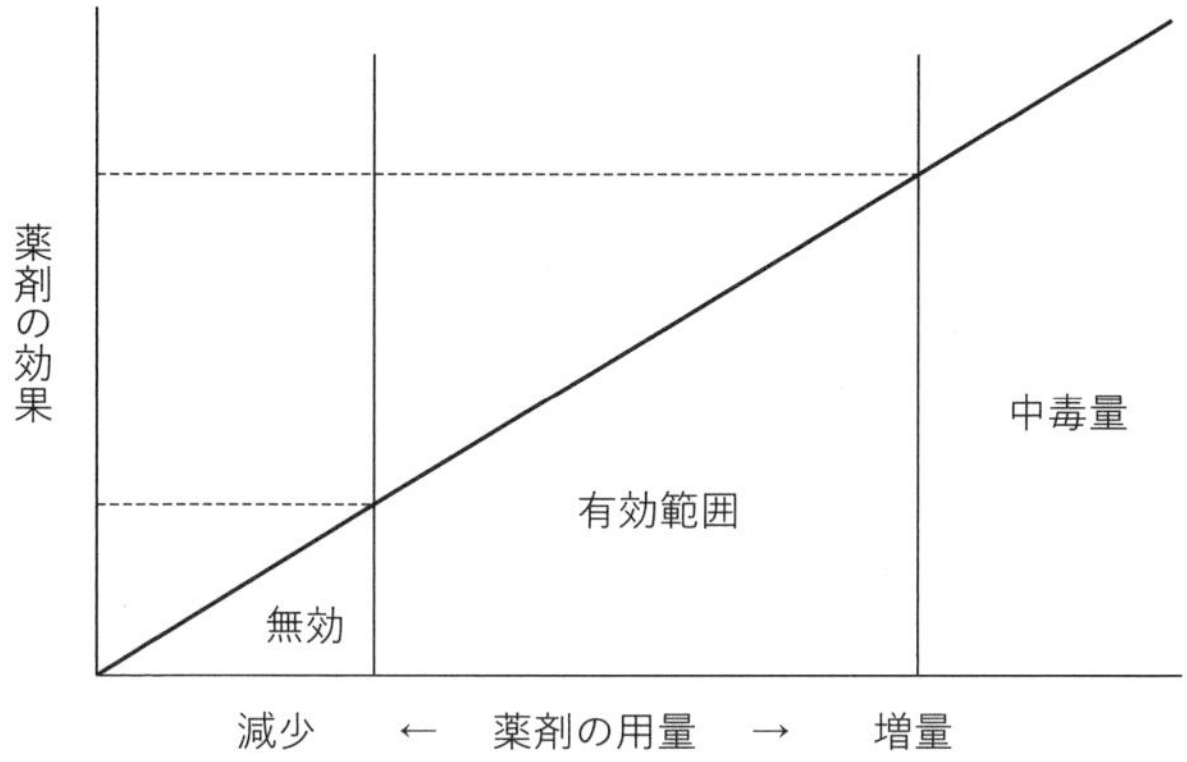

図４－１　薬理効果と用量の直線モデル

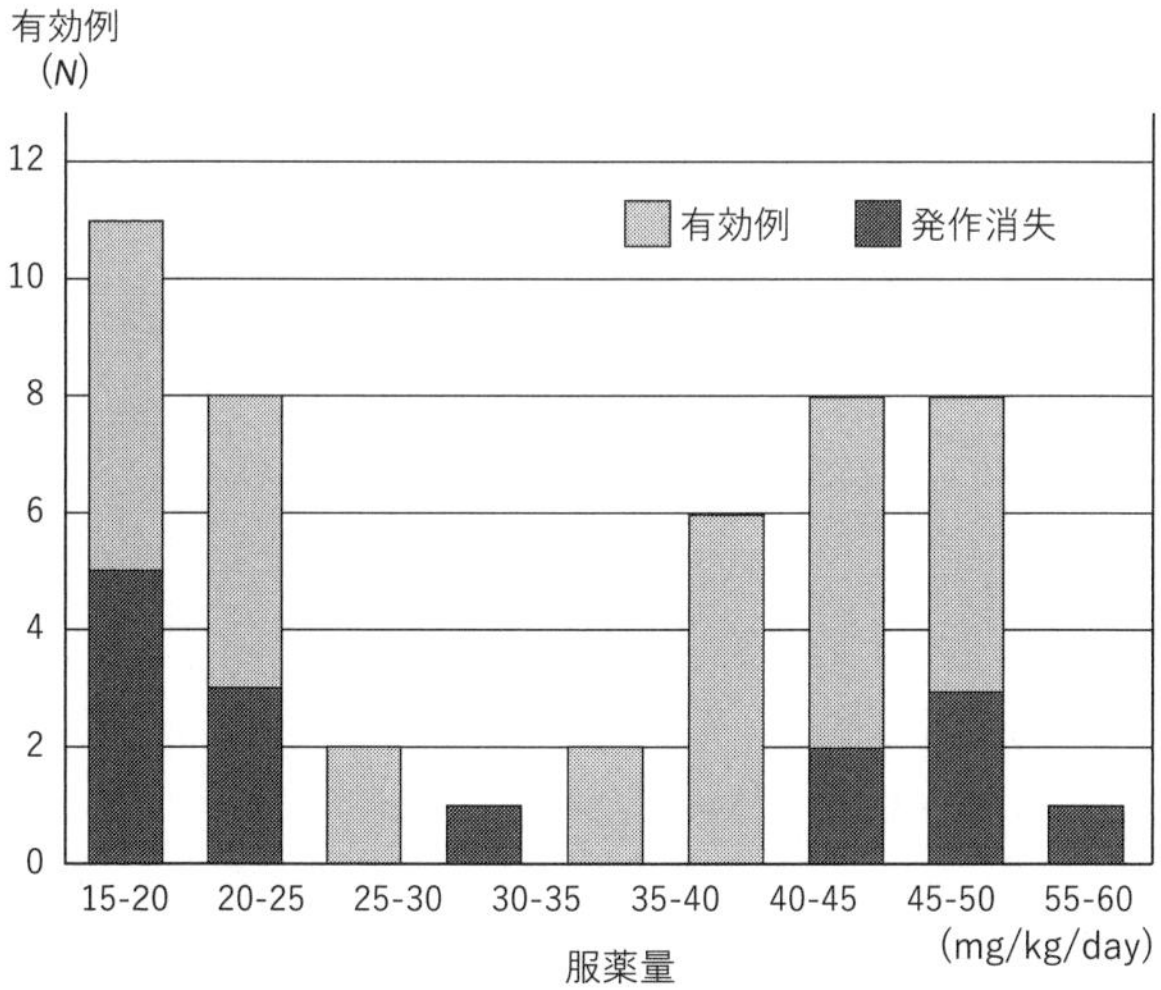

図４－２　U字モデルの例 (Kanemura, et al., 2013)

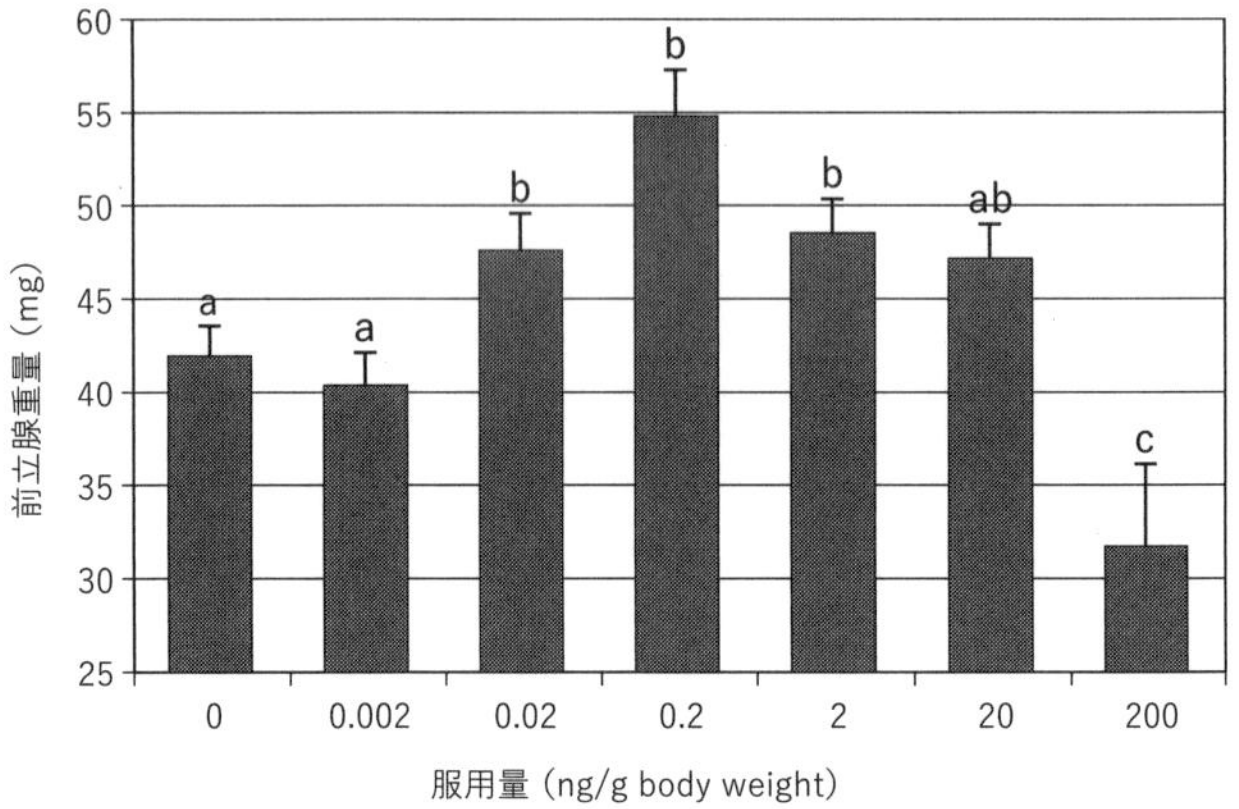

図４－３　逆Ｕ字モデルの例（Vom Saal, et al., 1997）

第二は、逆Ｕ字型と呼ばれるパターンである（図４－３）。図４－３は妊娠中のマウスに合成女性ホルモン剤ＤＥＳを投与したとき、生まれてきた雄の成熟後の前立腺重量である（Vom Saal, et al., 1997）。化学物質の低用量は高用量とは別の薬理効果が生じるという結果を示す有名な報告であるという。これはホルモンの一種なので即効性の効果ではなく、長期的な影響を見たものである。ホルモンが非常な微量で大きな効果をあらわすことを考えてみればこのようなはたらきに関しては了解できるところである。この用量をさらに上げるとどうなるのかというと、今度は比較的用量相関的にその効果が認められるというパターンになるらしい。薬物が一連の反応を長期に引き起こすという場合において生じるパターンである。

第三は、逆相関型である。これはある種の毒物において、低用量ほど強い効果を発揮し、増量するとむしろその効果は軽減されるという不思議なパターンを示すグループである（図４－４）。図４－４はアフラトキシンB_1（カビ毒の一種）に対するベロ細胞（アフリカミドリザルの腎臓上皮

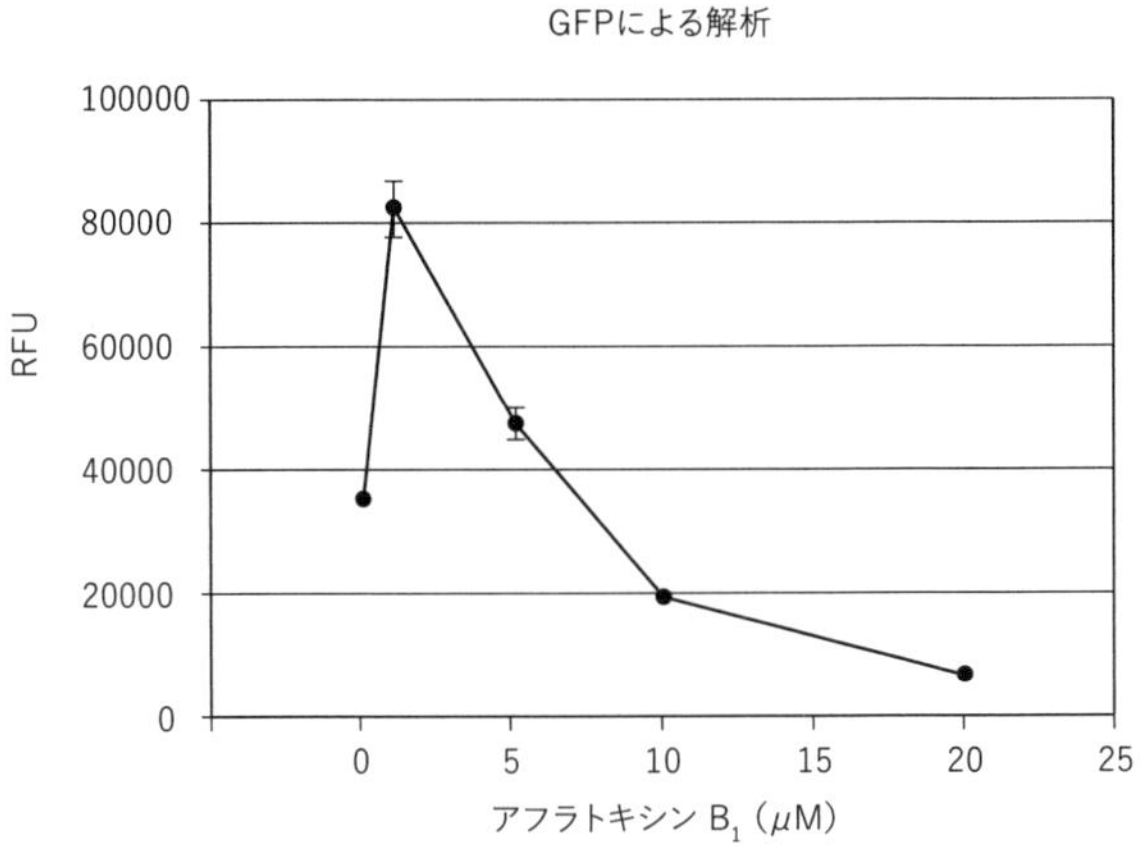

図4－4　逆相関モデルの例（Rassoly, et al., 2013）

細胞に由来する細胞培養に用いられる実験用細胞）の反応である（Rasooly, et al., 2013）。この逆相関型で、さらに用量を上げていくとどうなるかという点に関しても、興味が引かれるところであるが、やはり毒性が今度は強く生じるというパターンになるらしい。

この三つのパターンを非直線モデルと呼ぼう。先に述べたように、U字型のさらに低用量、逆相関型のさらに高用量のデータを加えれば、おそらくは逆U字型パターンがこの非直線モデルの基本と考えてよいのではないかと思う（図4－5）。

なぜこのような「常識外」の薬理効果が認められるのであろうか。筆者は薬物の病態生理に関してはまったくのド素人であるが、二つの可能性を考えつく。一つは、逆U字における低用量薬理効果と、高用量における薬理効果と、生体にはたらく部位が異なるという可能性である。もう一つは、生体の反応である。低用量では生体の反応は生じないかわずかであるが、増量していくと、生体がそれに対応する反応をせっせと生むようになって、

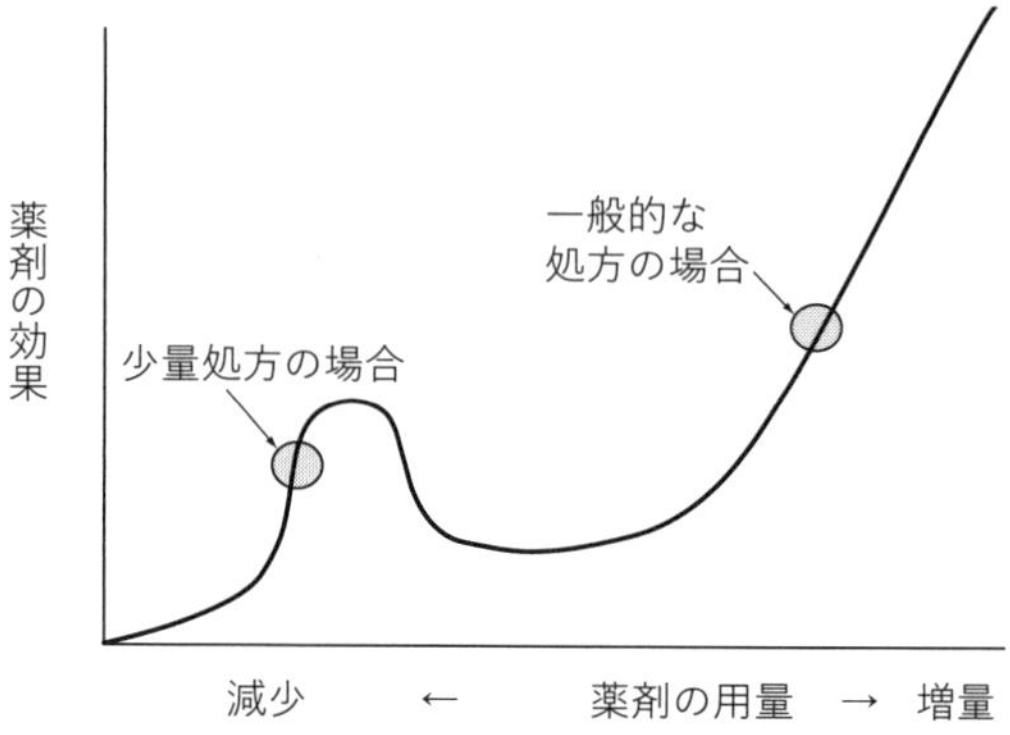

図４－５　薬理効果と用量の非直線モデル

むしろ効果は軽減する。さらに増量してその生体の反応を押さえ込むと、今度は直線モデルに類似した効果を示すようになる、という可能性である。筆者としては、少なくとも後者については、向精神薬においても実際にあるのではないかと思う。ドーパミン遮断薬もセロトニン賦活薬も広くいえばtoxinの一種だからである。そうすると、生体が侵襲に対して大々的な反応を生じないレベルで薬物を使うことこそ、本来の正しい用い方ではないか。最低限の生体への刺激を行ない、それによって生体におきる一連のカスケードにあとは任せるといった用い方である。中井久夫氏が、乱暴な処方を行なうと、患者のもっともよい敏感な部分を削りとってしまうと言われたことも、これに通じるのではないかと思う。

3　気分障害、双極性障害をめぐる混乱

先にあげた気分障害の混乱と、発達障害およびトラウマの見落としはじつは重なり合う問題である。これは広くいえばカテゴリー診断の弊害といってもよいのだろう。周知のよう

に、ＤＳＭ－５（APA, 2013）によってうつ病と双極性障害が分けられ、ともに軽症のグループも、それぞれの診断カテゴリーに含まれることになった。また、うつ病のなかに、児童において癇癪を頻発させる重篤気分調整症（Disruptive mood dysregulation disorder : DMDD）（APA, 2013）が登場した。

単刀直入に言ってしまえば、軽症のうつ病および双極性Ⅱ型と総括されるグループと、大うつ病や双極Ⅰ型とは同じ病態なのかということである。アキスカル（Akiskal, et al., 1987）が双極傾向を示す性格、あるいは素因としてソフト双極スペクトラム（"soft" bipolar spectrum）という概念を提示して以来、従来の神経症圏のうつ病や非定型うつ病（Quitkin, et al., 1993）、さらに双極Ⅰ型以外の双極性障害をめぐって臨床精神医学は混乱している。この議論を振り返ることはしたくないが、児童精神科医から見たときに、発達精神病理学的な視点が欠けているのが気になるところである。この混乱に対して発達障害というキーワードを加えると整理ができるのではないかというのが、宮岡、内山の指摘である（宮岡、内山、二〇一三）。

たしかに非定型うつ病の一つのパターンは、ＡＳＤに生じた気分障害（Ghaziuddin, et al., 2002）と考えるとわかりやすいし、その一部があたかも双極Ⅱ型のような気分変動を示すことがある。とくに発達障害の親（大多数はごく軽症のＡＳＤ）の側に認められる気分障害を診断カテゴリーにあてはめれば双極Ⅱ型がほとんどである。ところが、臨床で実際にお目にかかる症例においては、症例１のように、うつ病と診断され抗うつ薬のみが処方されている。すると、逆に悪化したという場合も少なくない。宮岡が指摘するように、比較的軽いうつ病の場合に、プラセボ効果だけでうつ病のハミルトンスケールが一〇点ぐらいはきちんと下がるのである。一方、発達障害の成人例が、双極性障害と診断をされていても、一般的な気分調整剤の服用による治療のみでは気分変動を止めることが非常に困難であることも経験する。

筆者としては、さらにここにトラウマの影響を考慮することが必要なのではないかと考える。提示した症例は、さまざまなレベルがあるが、いずれも発達障害の基盤にトラウマが重なっている。発達障害とトラウマとがさまざまに重なり合うことをわれわれは指摘してきた（杉山、二〇一一a）。

さらに、比較的重いトラウマが未治療のまま経過したとき、発達障害の有無に限らず、非常に難治性の気分変動の併存が認められる。その一方で、発達障害の成人例で難治性の気分変動を有する症例は、愛着の深刻な障害や、また子ども虐待などの既往が認められることが多い。この非定型的で難治性の気分変動の起源を辿ってみると、発達障害よりもむしろ、学齢児の被虐待児に認められる気分の上下に辿り着く。これは抑うつの基盤にハイテンション（一般に午後になると）が認められるという被虐待児特有の気分変動である。これが徐々に怒りの爆発など、気分調整不全へと発展するのである。

さらに、その背後には愛着形成の障害があり、それゆえに情動調整の障害が生じるのである。愛着行動とは幼児が不安に駆られたときに養育者の存在によってその不安をなだめる行動である。やがて養育者の存在は幼児のなかに内在化され、養育者が目の前にいなくとも、不安をなだめることが可能になる。これこそが愛着形成の過程であり、その未形成とは、みずから不安をなだめることを不可能にする。その帰結の一つが、選択的対人関係の障害（DSM－5における脱抑制型対人交流障害）であり、この病態には多動、不注意、そして気分変動が同時に認められるのである。

この臨床像は、かつて重症気分調整不全（Severe mood dysregulation：Brotman, et al, 2006）と呼ばれ、その後ＤＳＭ－５に登場した重篤気分調整症（Disruptive mood dysregulation disorder：DMDD）に合致する。しかし、この新たな診断カテゴリーは子ども虐待との関連の記載はない。ＤＭＤＤは、子ども虐待に見られる気分調整障害とは異なった類似の診断カテゴリーなのであろうか。しかし、たとえば症例２などＤＭＤＤそのままではないか。異なった問題を扱っているとは筆者には考えにくいのであるが。いずれにせよ、臨床的に辿っていくと、愛着障害を基盤にした気分調整困難が、後年に双極Ⅱ型類似の気分変動を生じるのである。この気分変動に対して有効なのが、提示した症例で用いられている炭酸リチウムの極少量である。

筆者の乏しい臨床経験では、発達障害×トラウマが基盤にあると考えられる気分障害の症例において、抗うつ薬は躁転を引き起こすのでほぼ禁忌、また抗不安薬も抑制を外すだけで行動化傾向を促進しこちらも禁忌である。向精神薬は、全般に非常に敏感な反応を示し、通常の使用量の数分の一、場合によっては数十分の一の量で著効を示す例が少なくない。その理由を考えてみると、発達障害にしても複雑性ＰＴＳＤにしても、基本的な病態は大うつ病とも、統合失調症とも、てんかんとも異なっているからである。

筆者はこれまで、この少量処方が有効である要因を、発達障害の薬物への過敏性と考えてきた。だが先に述べたような非直線モデルの薬理効果を考えたほうが、普遍性があることに気づいた。そうすると、じつは発達障害にとどまらない問題なのかもしれない。

あくまで臨床的な立場から、気分調整薬、抗精神病薬、漢方薬に分けて、少量処方の実際を検討してみる。

4　少量処方の実際

(1)　気分調整薬

気分調整剤としてしばしば用いているのは炭酸リチウム一～五ミリグラム、カルバマゼピン五～五〇ミリグラム、ラモトリギン二～二五ミリグラムである。児童においてもＡＳＤに双極性障害はしばしば認められる（森本ら、二〇一二）。この場合も、気分調整剤の少量処方が有効である。症例４のように、なぜ「通常量」の気分調整薬をとっかえひっかえしているときは効果がなく、リチウムの極少量にして初めて効果が出たのか。よくわからないが、有名な大分大学医学部精神科による、飲料水の極微量なリチウム含量がその地域の自殺率を下げるという報告がある（Ohgami, et al., 2009）。

薬理学的な説明を強引にすれば、じつはリチウムが先の逆Ｕ字型のパターンを示すという可能性である。リチウムに限らず、単純な塩に属する微量元素の薬理効果については、まだわからないことがたくさんあるのではないだろうか。また気分調整薬として抗てんかん薬を用いたとき、これもまた非直線モデルの薬理効果を示すのではないかと考えられる。

(2)　抗精神病薬

抗精神病薬を、たとえば通常の量（最低用量の錠剤一錠分１あるいは、二錠分２）で用いたとして、それはそれで有効である。しかし、発達障害を基盤にもつ患者に用いるときは、抗精神病薬を多めに出すと、その馴化作用によって、むしろ本来の問題が飛んでしまう。症例2の言語化の苦手さ、症例3の軽度の被害念慮など、比喩的な言い方をすれば、全部押さえずに、少し悩んでもらったほうが本来の問題が自他ともによく見えてくる。

発達障害の症例に用いる抗精神病薬は、統合失調症の治療薬として用いているのではない。また、前医からASD診断が出ていても、どうやら統合失調症と考えるべきではないかと筆者が判断した症例においては、他の精神科医にくらべれば処方する薬の量は少ないものの、比較的多め、たとえば最低量の錠剤の一〜二錠を用いることが多く、このような症例で減薬をすると増悪する（当たり前だが）ので、乱暴な減薬はできない。

発達障害基盤に抗精神病薬を用いる場合には、筆者はいくつか使い分けをしている。ASDの児童・成人に普遍的に認められるセロトニン系の脆弱さ（Nakamura, et al., 2010）に対してセロトニン系の賦活目的で、アリピプラゾール〇・一ミリグラム〜〇・五ミリグラムあるいは、ピモジド〇・一ミリグラム〜〇・三ミリグラムをしばしば用いている。前者は気分のいくらかの上下があるときに選択することが多く、炭酸リチウムの極少量と一緒に処方することも多い。

たんに興奮を収めるときには、リスペリドン〇・二ミリグラム〜〇・五ミリグラムであるが、成人でも発達障害においては、なるべく〇・五ミリグラム以上出さないようにしている。なぜかというと、パッと止めたときに副作用が出ないということを考えると、こんな量になるからである。関係念慮に対しては、その人がやせ型で少し食欲が出てもよさそうなら、症例3のようにオランザピンの極少量（〇・五ミリグラム〜一ミリグラム）を、そうでなければアリピプラゾールの極少量を処方している。これらの少量処方に関しては、通常量の服用とは異なった作用機序をもつのではないかと考えられる効果を示すことも少なくない。

プラセボ効果ではないかという見解も当然あるだろうが、プラセボ効果とは、患者のもつ自然治癒力と同じであり、これらの少量処方が自然治癒力の賦活を行なうと考えると、むしろわかりやすいのではないかと思う。

(3) 漢方薬

発達障害基盤の患者は、被虐待にもとづくトラウマをしばしばもっている。このためフラッシュバックが親子関係のなかで頻々と噴出し、加虐を含むさまざまな問題を生じている。つまり、トラウマへの治療が行なわれないかぎり、当然ながら親の側の気分障害を含む精神医学的問題は解決しない。成人の症例1にしても児童の症例2にしても、トラウマ処理が織り込まれて初めて安定したのである。症例1、4では神田橋処方とわれわれが呼んでいる神田橋條治によって見出された漢方薬の服用を行なった（神田橋、二〇〇七：神田橋、二〇〇九）。桂枝加芍薬湯二〜三包および四物湯二〜三包を同時に服用する。前者は小健中湯、桂枝加竜骨牡蛎湯に、後者は十全大補湯に置き換えることができる。神田橋はオーリング法を進めているが、筆者はとりわけ初診の患者には、その実施をする勇気がなく、この処方に限らず漢方薬は少量を患者になめてもらい、相性を決めるようにしている。

症例4のように、被虐待がとくに見当たらなくとも、タイムスリップをもち、神田橋処方が有効な

表４－２　発達障害への少量処方

気分調整薬：炭酸リチウム 1-5mg、カルバマゼピン 5-50mg、ラモトリギン 2-25mg
抗精神病薬：アリピプラゾール 0.2-0.5mg、ピモジド 0.1mg-0.3mg
対フラッシュバックの漢方薬：桂枝加芍薬湯（小健中湯、桂枝加竜骨牡蛎湯）２包、四物湯（十全大補湯）２包分２
・SSRI は躁への賦活があるので必要と判断された時には慎重に少量を用いる、抗不安薬は抑制を外すので禁忌

症例が存在する。この症例は何度か漢方薬の減量を試みたが、その都度、家族から元に戻してくれと要求があって、現在に至るまで継続している。これ以外に、抑肝散や人参養栄湯をしばしば処方する。前者は抑うつに対して、しばしば親子同服のかたちで、後者はモノトラックな認知傾向を少し緩める目的で用いている。以上を表４－２にまとめる。

なお、トラウマ起因のフラッシュバックに関しては、いきなりトラウマ治療を行なうことは極力避け、神田橋処方の服用によってその圧力を軽減させたあとに実施をしている。これも、心理士に依頼して正面からトラウマ処理を行なうよりも、筆者自身による通常の精神科臨床にＥＭＤＲを援用した簡易精神療法のかたちで組み込むようにして行なうことが多い。

性虐待による多重人格といった、正面から自我状態療法とトラウマ処理を行なわなくてはならない症例は少なくないが、すべての症例に、いわゆる大精神療法を行なうより、とりあえずは簡易精神療法のかたちで処理ができないか試行をするようにしている。そうしなくては数多くの症例を扱うことができないからでもあり、また多くはそのようなレベルで十分に有効にはたらくからである。内山、宮岡の論点で十分に触れられていないのが、まさにこの部分である。繰り返すが、発達障害はトラウマを呼び込む。トラウマ処理とフラッシュバックへの対応を加えることで、治療はさらに一歩進む。また混乱する気分障害をめぐってもさらなる整理が可能になる。

5 ライフサイクルを見通した治療の必要性

書き漏らしたことを、付け加えておきたい。

急性期への薬物療法と、安定期の維持量とでは、薬物の用量が大きく異なる。症例4は双極Ⅰ型の併存例であるが、結果的には極少量処方で収束した。

何よりも診断が重要である。きちんとした（?）うつ病などで、ＳＳＲＩの服用を寛解後一年間は継続するのがよいとされていることに関しては、精神科医の端くれとしてまったくそのとおりだと思う。しかしきちんとしていない（?）発達障害の気分障害については、症例2のように、さっさと減薬をしてみても何も起きない。

向精神薬は長期連続服用を基盤にした薬であるため、全体としては安全につくられている。しかし、遅発性ジスキネジアのような深刻な副作用も少なくない。繰り返すが発達障害は統合失調症ではないのである。この点に関しても適切な服薬には何よりも正確な診断が必要である。また、押さえるだけでは逆に病理がわからなくなるし、下手をすれば問題を次のライフステージに先送りするだけという可能性もある。

筆者は最近になって、発達障害といえども、精神科における治療の目標は、精神科医を受診しなくても済むようになることと考えるようになった。そうすると、薬物に関しても、できればサプリメントの量までもっていって、あとは自分で（勝手に）調整をしてもらうようになるのが理想ではないかと考える。とくに虐待が絡んだ不安定な症例の場合に、大量服薬と同時に、薬の中断はとても多い。そうすると、これまた理想論ではあるが、大量服薬をしても、またいきなり中断をしても大丈夫な量を維持することがよいと思う。

II

自我状態療法——多重人格のための精神療法

1　自我状態療法との出会い

筆者は二〇〇一年に開設された子ども病院、あいち小児保健医療総合センターに、子ども虐待の専門外来を開設し、数多くの子ども虐待の子どもと、その親の治療を経験した。そのなかで、子ども親を問わず、比較的重症の子ども虐待の症例において、従来の精神療法では歯が立たないという経験をした。

筆者は児童精神科医として働いてきたため、精神療法においても非言語的なアプローチを用いることが多く、プレイセラピー、家族画やバウム、スクウィグルゲームなどの描画、箱庭、自律訓練法、夢を用いた精神療法などに親しんできた。とくにアメリカに留学した折り、ユング派分析家シュピーゲルマン博士から夢を用いた教育分析を受ける機会を得て、その後、重症の症例に対して、夢をはじめとするイメージを用いた精神療法を多用してきた。精神療法家としての自己評価は、安全でそこそこの治療ができるB級治療者である。

チーム医療が必要な子ども虐待の症例において、筆者は親の側の精神療法を受け持つことがどうしても多くなった。そこで、元被虐待児で現在は加虐側になっている親への治療において、しばしば次のような体験をした。夢を用いた治療のなかで、過去の被虐待と現在の家族状況とにつながる夢があらわれ、その夢を話し合うなかで、治療が進んだと筆者には感じられた。ところが、次の面接のときに、子どもへの加虐はつづいており、同じテーマの夢が登場し、そして前回の面接の記憶が飛んでいるのである。治療の経過のなかでこのような深い介入は、患者の側に強烈なフラッシュバックが起き、治療体験そのものを吹き飛ばしてしまうことに気づいた。そのため、精神療法による治療は悪夢のような堂々巡りに陥るのである。長い長い時間をかければ、それなりに少しずつ進展していくにはちがいない。だがその間に子どもは虐待を受けつづけてしまう。フロイトが「快感原則の彼岸」で述べていた反復強迫とはこのことを述べていたのではないかと思いあたった。フロイトのタナトス理論は、第一次大戦の衝撃を背景にもつ。トラウマが中核にある症例の場合、トラウマそのものに直面化する必要があることを、こうして実地に知ることになった。

トラウマ処理技法のなかで、科学的判定で有効というエビデンスを有するものはその当時二つしかなく、一つは認知行動療法にもとづく遷延暴露法であり、もう一つはEMDRであった。筆者はEMDR（眼球運動による脱感作と再処理療法）の研修を受けた。遷延暴露を行なうとなると、トラウマの焦点化が必要である。しかし、主に治療を行なっている子どもや発達障害の場合、トラウマの焦点化自体が非常に困難なので、やむをえざる選択である。

ＥＭＤＲの研修を受けたあと、ただちにさまざまなレベルのトラウマの症例に用いてみて、その効果に驚嘆した。さらに自閉症のタイムスリップ現象にも有効であり、長年の宿題に対する突破口が開かれるという、筆者にとっては大発見があった。ＥＭＤＲを用いた治療をさまざまな子ども虐待の症例に実施しているなかで、今度は、ＥＭＤＲの一般的な技法だけでは進展が困難な症例に出会った。それは解離レベルが非常に重症な症例であり、その多くは解離性同一性障害、つまり多重人格の症例であることに気づいた。ＥＭＤＲで容易に解離性の除反応が起き、その前後ですっかり人格が入れ替わったりするのである。当然、治療は堂々巡りをすることになる。

多重人格症例への治療に苦労しているその最中に、タイミングよく、解離性同一性障害に対するＥＭＤＲのワークショップが開かれた。そこで初めて自我状態療法を学んだのである。筆者はさっそく治療中の患者に用いてみた。するとこれまで歯が立たないと感じられていた解離性同一性障害の治療が、安全に確実に進むではないか。

脱線であるが、日本評論社から最近出た精神医学の解説書に収録された精神科医同士の対談のなかで「ＥＭＤＲで有効なトラウマはトラウマではない」といった発言があった。この発言者はＥＭＤＲを学んだことがあるのだろうか。発言の内容からして、あるとは思えない。さらに問いたい、この発言者は多重人格の治療ができるのだろうか。

2　自我状態療法の概要

自我状態療法は、多重人格のために考案された精神療法技法である。しかし、ＥＭＤＲというトラウマ処理の技法が一緒でないと、それだけでは多重人格の治療は困難である。自我状態療法の創始者はワトキンス夫妻である。自我状態療法に関する理論的な説明は、この小論では省く。白川によるコンパクトな解説がある。また臨床的なテキストとして、ポールセンによる「トラウマと解離症状の治療—ＥＭＤＲを活用した新しい自我状態療法」がある。

多重人格は一人の人間のなかに、複数の部分人格（ここではパーツと記す）が存在するという病理である。なぜ、このようなことが起きるのか。子ども虐待、とくに性的虐待が多いのであるが、反復性のトラウマという自分のなかに統合できない辛い体験に対して、解離による防衛がはたらき、その記憶を意識から切り離すからである。この切り離された記憶が核になって、別の人格が育ち始めるのである。

ここで強調しておきたいのは、状況に応じて自分のなかにいくつかのパーツが存在すること自体は、健常人においてまったくふつうであることだ。われわれ自身、仕事のとき、家庭でくつろいでいるとき、それも家族と一緒のときと一人のときとでは、まったく別人ではないか。非常に共感的で暖かい治療者が、私生活では冷たく他者に無関心といった場合など、探さなくても周りにごろごろいる。パーツに関するトラウマ以外のもう一つの起源は、環境状況と生理学的状況がワンセットになった乳児期に遡る意識と気分のモードであるとはパットナムの指摘である。しかし病理現象としての多重人格の場合、しばしば各パーツの行動が、主人格を含む他のパーツから隔絶されていて、記憶されていないことが多い。

つまり、ここで行なわなくてはならないことは二つある。一つは、各パーツの記憶をつなぐこと。もう一つは、それぞれのパーツが抱えるトラウマを処理することである。

具体的な症例を呈示し、自我状態療法の実際を紹介する。なお症例は、主人格を含む全パーツに報告の許可をとっているが、虐待の事例なので匿名性を守るための大幅な変更を行なっている。自我状態療法の実際は行きつ戻りつしながら進むことが多く、この症例においてはその細部のすべてを取り上げていない。自我状態療法の基本を示す一つの理念型としてお読みいただければと思う。

3　自我状態療法の実際

中学生女子サクラへの面接依頼は、彼女の主治医からであった。サクラは中学生になってから幻聴に悩まされており、学校での著しい不適応がつづいていた。困ったことに筆者は、最近はこのような依頼をしばしば受けるようになった。

生育歴としては、幼児期に両親が別離し、その後、母親と暮らしているが、母親は何人かの男性と結婚あるいは同棲し、今日に至るという。母親自身非常に不安定で、他の精神科医に受診し、服薬治療を受けている。中学になって最近、学校で「友人の顔が急に（二番目の）父親の顔に見える」。その父親の声で「死ね」「こっちへこい」などの声が聞こえるという。また、すべてのことを忘れがちで、集中ができない。さらに悪口をいつも言われている感じがして、見られている感じがいつもする、とくに入浴が怖い、などの訴えがあった。学校でパニックになったり倒れたりするのでスクールカウンセラーから紹介されて受診したという。主治医は外来でサクラの治療を行なったが症状は軽快せず、入院治療になった。当初、統合失調症の診断で、抗精神病薬を増量したが幻聴は改善しない。自分の隣に別の人間がいるような感じがするという訴えがあり、ひょっとして多重人格ではないかと主治医は疑って、筆者への面接依頼になった。

サクラに面接し、まず安全なイメージを尋ねると「友人と歌を歌っている」という場面をあげたので、それを安全な場所として用いることにした。

つづいて、体のなかの安全感のある場所を尋ねると、おなかのあたりを示したので次のように指示を出した。「おなかのあたりに芝生の公園があると想って」サクラがうなずくのを待って「芝生の上に小さいおうちがある」「おうちのドアを開けるとそこに小さな部屋がある」「部屋には大きなテーブルがあってその上に大きなスクリーンがある。そのスクリーンにみなの記憶を映してもらう」「サクラさんのなかのみなに『出てきて』と呼びかけて」サクラが小さい声で「出てきて」とつぶやいたので、「何人いる?」と尋ねると「五人」と述べた。

性別と年齢を尋ねると「一〇代から二〇代の男性が三人、女性が二人、自分以外の女の子は幼い子」という。

それぞれに名前をつけてもらった。小さい子はミミ、めんどくさがりやの男の子ケン、無口な子シン、出てきてはダメな男子コースケと命名した。

小さい子に、前に出てこられるかどうかサクラから聞いてもらったが、ダメとのことであったので、この日はこれまでとし、次の説明を行なった。「みな辛い体験のなかで産まれた、みな大事な仲間、お互いにありがとうと言い合おう。一人で勝手に動かないで、みなの記憶をつなげよう」。そして、安全な場所のEMDRで終了した。主治医に解離性同一性障害であることを告げ、抗精神病薬の減薬をお願いした。

翌日になって、サクラは突然に幼い人格にスイッチし「出てきてと言われたから出てきたんだけど、おじさんは？」と主治医に尋ねたという。今日はいないよと、次に来る日を告げると「ふーん」と言って、サクラに戻ったという。

次週、二回目の自我状態療法を行なった。ミミにアクセスし、辛い記憶を尋ねると、小学校に上がるか上がらないかのころ、一人ぼっちにされたという記憶を述べた。母親が大量服薬によって救急搬送されそのまま入院し、どうやら一人で数日間、取り残されたらしい。だが、その前後も、夜に両親とも外へ出ていて一人部屋で坐っていることが多かったという。EMDRによってこの記憶を扱った。自我状態療法の治療のなかでトラウマ記憶を扱うときは、否定的自己認知、肯定的自己認知、それぞれの強さの測定、身体的な感覚の聞き取り、その後に眼球運動を行なうというEMDRによる標準的な治療手技を用いている。ミミの孤独に対してそれだけでは修復が困難と感じられたので、パーツのなかで子どもに優しい人を聞くとケンが子ども好きだという。ケンにミミを膝に抱いてもらうようにお願いをし、そのうえでEMDRを行ない、ミミの「私はいつも一人」という否定的自己イメージは軽減させることができた。

次のセッションでは暴力人格として嫌われているコースケの記憶を扱った。コースケが語る二番目の父から激しく殴られた記憶を扱ったのであるが、イメージのなかでその場面を想起してもらい、他のパーツの協力も得て父親をボコにしてもらった。すると、それに引きつづいて、サクラがその義父から性的被害を受けていたことが明らかになった。母親にそれを言っても母親がとりあってくれなかったという。イメージのなかで義父をボコボコにするだけでなく、「お母さんは絶対悪い、なぜ子どもを守らず男にだまされる」という母親への怒りのワークを、コースケ、サクラ共同で行なった。このセッションのあと、これまで記憶をつなぐことがむずかしかったコースケは、他のパーツと記憶をつなぐようになった。

次回ではケンの記憶を扱った。そこでケンは、サクラが小学校高学年に友人に手酷く騙され、また男児に騙されて性被害を受けそうになった記憶をもっていることがわかった。「サクラが寂しがってすぐに人に近づくのでこうなる。ケンはいつも止めてきたが、ミミとサクラが言うことを聞かない」という。サクラに自分の知っているキャラクターのなかで、しっかり者はいないか問うと、ある漫画のキャラクターをあげた。そこでケンとその漫画のキャラクターにドッキングしてもらい、新たにリンと命名し、サクラのなかで守り役を果たしてもらうようにお願いした。サクラを含む他のパーツには、リンの言うことをきちんと聞くようにお願いをした。次回にリンの様子を聞くと、サクラが男の子にむやみに接近しそうになるとき、ちゃんと止めに入っているという。EMDRの認知の編み込みの技法を使ってリンをエンパワーし、他のパーツにもリンへの協力をお願いした。

次の週において、サクラが突然に暴れるということが起きた。尋ねると、いままで知らないパーツがしばしば顔を出し、コースケと口論になることもあるという。自我状態療法のなかでそのパーツを呼び出すと、クラガリと名乗った。二〇代後半の男性という。その記憶を尋ねると、サクラが可愛がっていたネコのしっぽを切る、スズメを捕まえて分解するなど残酷行為をこのクラガリが楽しんでやっていたことが明らかになった。だからこそコースケはクラガリをつねに抑え、表に出てこなくさせていたのだ。このセッションのあと、サクラは初めてこの記憶がつながり、「大切なネコちゃんが突然にいなくなったのは、私がしっぽを切ったからなんだ」と大層ショックを受け、大泣きになった。

筆者はクラガリとコースケとが相互に敵対しないように説得を行ない、クラガリが産まれたときの記憶を尋ねたところ、何度目かの母親の大量服薬のときに小学生のサクラが救急車を呼んだことがあり、このとき、怒りから「母親は死んでしまえ」と思ったという事件につながることが明らかになった。数回のセッションのなかで、クラガリとコースケは敵対をせず、徐々に共存ができるようになった。

残るはシンである。サクラはこれまでも不必要なものまで買い込んで無駄遣いをしてしまうことがあり、この行動はシンがやっているらしいという。シンに出てきてもらい、いくつほしいのか尋ねると「なんでも一〇個以上ほしい」という。案の定、我慢を強いられた体験が核になっているのである。気持ちはわかるが、お金の浪費はサクラを困らせることになるので、両手に一つずつ、計二個で我慢してほしいと説得をすると、シンはしぶしぶ了解してくれた。このセッションのあと、無茶買いは収まったと報告があった。シンは面白くなさそうだが、二個で「我慢するか」と言ってくれているとのことである。

パーツ相互のコミュニケーションはしだいによくなった。サクラは幻聴に悩まされることはなくなり、記憶の断裂もなくなったので、自我状態療法を終了にした。自我状態療法に併行して行なっていた、サクラに対する性被害を起こさないための性教育は難航しており、また学習の成果も伸びていないが、適応状態は著しく向上し、サクラは退院した。

この症例では母親への併行治療を行なっておらず、今後のサクラの状況は予断を許さない。しかし、すべての治療を一度に行なうことは不可能であり、その折りのニーズに応じて次の機会に新たに起きてくると、問題の介入とトラウマへの治療を行なう約束をしている。

4 自我状態療法の進め方

サクラの生育歴は、子ども虐待の臨床に従事した経験がある者なら、これだけでただちに性的虐待の既往と重症の解離性障害を強く疑う所見に満ちている。今日、このような症例が子どもも大人も「統合失調症」「双極性障害」「境界性人格障害」などと誤診をされ、えんえんと精神科の治療を受けているという場面に、しばしば出会う。

さて、他のトラウマ処理と同様に、「安全な場所」のワークができないと、トラウマ処理はできない。ところが、多重人格をつくるまでに重い解離をともなう症例は、そもそもこの安全な場所のイメージがきわめて困難であることが多い。それほど、世界には安心できる場所がないのだ。安全なイメージをつくれない場合には、安心感がある体の部分を取り出し、そこに架空の家を置くということが推奨されているが、これまた満身創痍で（背中には刃物の切り傷が、足はバットで殴られ骨折したことが、腹は蹴られて流産が……など）、安心感のある場所を探すことすら困難という場合も多い。

筆者は、ぶっ飛んだイメージ操作をいろいろ行なってきた。比較的安定した時代に大事にしていた熊のぬいぐるみに自分がすっぽり入っているというイメージ、夫が葬儀屋なので棺桶のなかに入って外からはだれも入ってこないというイメージ、近所の占い師に尋ねたところ、妹が稲荷のキツネに生まれ変わっているとお告げを受けたので、豊川稲荷の鳥居と数匹のキツネをとっさに描き、稲荷神社の結界のなかにいるというイメージなどなど。安全な場所のイメージで眼球運動をすると、本当にほっとするのかどうか、すぐに確認ができるので、それがつかえるという確認を行なったあと、治療に入る。

安全な場所に限らず、ＥＭＤＲの眼球運動ですぐに除反応が起きてボーとなってしまう場合には、クッションテクニックと呼ばれる方法で、意識を「今、ここに」戻す必要がある。これは元法では柔らかいクッションを投げ合うのであるが、筆者は、クッションは怖いのではないかと考え、ポケットに入れているタオルハンカチを患者と投げ合うようにしている。数回投げ合うと、除反応が解け、患者は治療を行なっているこの場所に戻ってくるので、さらに処理を進めるのである。

自我状態療法では、架空の家の架空の部屋にパーツの全員を呼び集めてもらう。もちろん、ここで全員が出てこない場合もしばしばあるが、それはそれでよいとする。みな大事な仲間であることを告げ、辛い記憶を抱えてそれぞれのパーツが産まれたことを説明する。どのパーツも産まれることが必要であったからこそ産まれたのである。みな、平和共存、いらないパーツなど一人もいないことを説得する。そのうえで、パーツの性別と年齢を尋ね、それぞれに名前をつけてもらう。もし主人格では各パーツに名前をつけることがむずかしければ、治療者のほうで名前を提案して命名することもある。

最初の処理は、もっとも幼い人格に行なう。パーツが産まれる病理を思い出してほしい。それぞれの人格は、それぞれのトラウマを抱えており、もっとも幼い人格とは、その年齢において、統合が不可能な強いトラウマに、患者が最初にさらされたことを意味している。幼い人格の場合には、加虐もあれば放置もあるが、この症例のように放置の場合には、パーツのなかで受容的で母親的な人格を選び、幼児人格のお守りやお世話をお願いすることがある。もちろん、これは一時しのぎ的な対応であるが、筆者の経験では焼け付くような孤独感や孤立感から一時的にでも和らげる効果があると感じられる。

二番目に処理が必要なのは、暴力人格である。これは十中八九、性暴力を含む激しい暴力被害を契機として産まれており、この暴力に立ち向かうために暴力的になった、主人格のいわば守り手である。しかし、その暴力性のために、他のパーツからは忌避されていることが多いから早い段階での処理が必要である。この処理の過程で、加虐者との対決が必要なことが一般的であるが、圧倒的な加虐者の前に、きわめて困難である場合が多い。筆者は最近、だれでもよいから周りの頼りになりそうな人を助っ人として連れて行ってよいし、武器は何を持っていってもよいのでしっかり戦おうとけしかけている。他のパーツにも協力をお願いして、イメージのなかで、加虐場面において主人格をしっかり守り、加虐者をボコボコにすることを実行してもらう。圧倒的な加虐者の前に「怖い」とこれすらもできなくなってしまうこともあるが、武器や助っ人の活用によって、生まれて初めて虐待者をイメージのなかでボコボコにすることができると大きく進展する。そのあとで、他のパーツには、この暴力人格こそ、主人格の守り手であったことを告げ、みなに「ありがとう」と感謝を述べてもらう。それによって、忌避されていた暴力人格は、他の人格に記憶をつなげることができるようになるのである。

別の重症な多重人格の症例で、暴れまくる暴力人格の扱いに非常に悩まされた経験がある。だが最終的には、その人格は、患者が夫をナイフで刺したときに生まれた人格であることが明らかになった。幸いに服が厚く、刃は届かなかったのであるという。そうして明らかになってみると、それまでこのパーツは患者の夢のなかで、真っ黒で、他のパーツと壮絶な殺し合いをしていたはずが、同じく患者の夢のなかで、飲み屋の片隅でひっそりと酒を飲んでいる無口な中年のおっさんであることが明らかになった。つまり、まったく怖い存在ではなくなったのだ。ポールセンは先の本のなかで、「モンスターはそのコスチュームを脱ぐと、なかから傷ついた子どもが出てくる」と記している。本当にそのとおりなのだ。

暴力人格以上に対応が困難であるのが、性化行動を含む反社会的人格である。この起源は、加虐者そのものを取り込んだ人格である。あるいは性化行動を繰り返す場合には、加虐者に吹き込まれた「性的快感を求める」人格であることもある。症例に示されるように、コースケがクラガリを押さえることができるというこの一点をもって、この両者が双生児であることがわかる。性被害を含む激しい暴力的な被害のなかで、被虐待児のなかに、加虐者への同一化が必ず生じ、その一方で、加虐者からの暴力的な守り手が同時に産まれる。主人格や他のパーツ、とくに双生児である守り手の暴力人格に、反社会的人格が産まれるに至った経緯を説明し、残酷な体験をした子どもが残酷な行動をとることがあること、それは仕方がないこと、しかしそれがよくない行動であることを説明し、パーツ相互間のなかでの居場所を空けてもらう。筆者の経験では、たとえ子どもの多重人格でも、反社会的人格が加虐者から取り込んだコスチュームを脱ぐことが可能であれば、守り手の暴力人格と徐々に一体になって、しだいに同居ができるようになってくる。

さて、五人格あれば五つのおもなトラウマがあり、二〇人格であれば二〇のトラウマを抱える。それぞれ処理を行なう必要があり、一度に処理を行なうのは、一つの人格に限られる。しかし、年季の入った多重人格の場合、たとえば主人格の記憶を隠して、こっそり売春をしているなど、記憶を疾病利得よろしく使い分け、結果としてはトラウマの種になることを現在進行形で繰り返していることもよくあり、それぞれのパーツへの「せこいことをしても、自分に反ってくるだけ」といった介入（お説教？）が、繰り返し必要な例も少なくない。

いずれにせよ、パーツ間の記憶がつながれば、とくに統合は必要ない。みなでわいわい助けあって生きてもらえばよい。必要に応じて、もっとも適切な対応が可能になるパーツがそのつど活躍してもらえばよく、そうなるとむしろ高い能力を発揮したりする。しかし筆者の経験では、主人格からあまりに隔絶したパーツはやはり長持ちがしない。もともと怠惰なのに、ばりばりのキャリアウーマンのパーツが前面に出てはたらくことができる期間はせいぜい数カ月であろう。

さて、サクラの場合、守り手を送り込むという曲芸のようなことをしている。これはパーツがどれをとってもあまり頼りになりそうもないときに行なう窮余の一手であるが、他のパーツの承認を得られれば、案外長持ちするものである。先に紹介した、安全な場所に稲荷の結界を用いた症例では、筆者は守り手に白い（神様の）キツネを送り込んでいる。人格数を人工的に増やしてどうするのだという意見もあるだろうが、よいモデルとしてしばらくのあいだだけはたらいてくれればよく、いずれ他のパーツと一緒になって、もっと永続的な仲間へと転じてくれる。

パーツは、とくに若いほど固定的ではない。小学生年齢の症例など、比較的若い多重人格症例の場合、幼児人格が治療のなかで徐々に年齢が上がり、主人格と最終的に一緒になったという例を経験している。また、同じく子どもの多重人格ではパーツが人間とは限らない。イヌやネコということもある（念の入ったことによい子のイヌと悪い子のイヌがいた例もあった）。もともと優しい性格の女の子の場合、環境が落ち着き、彼女を守る必要がなくなると、守り手であった暴力人格はそっと消えていく。主人格は守り手を失って一時期混乱するが、筆者はこれまでの暴力人格の活躍に対し、パーツ全員で感謝とともに「さよなら」をするように勧め、これからの長い人生において現実の世界のなかで、暴力をふるわない守り手にきっと出会えるからと慰めるのが常である。

5 「蓋をする」治療では多重人格は治らない

一般の精神科診療のなかで、多重人格には「取り合わない」という治療方法（これを治療というのか？）が、主流になっているように感じる。だが、これは多重人格成立の過程からみると、とんでもない誤った対応といわざるをえない。多くの深刻な多重人格の背後には、長年にわたる子ども虐待という複雑性ＰＴＳＤがある。そのトラウマに蓋をしても蓋をしても、トラウマの記憶は吹き出してくる。精神科医や臨床心理士が、吹き出してくる記憶に取り合わないのは、虐待を受けつづけていて、必死に周囲の大人に語っても一顧だにされなかった子ども時代の状況の再現になってしまう。これは深い恨みを患者の側に再度引き起こし、成人の患者においては、次の世代への虐待の連鎖につながっていく。

筆者は、解離性障害の精緻な病理学的解析ということで評判になった本のなかで、治療者が治療を行なわないということをあたかも自慢しているような書き方をしているのに呆れてしまった。案の定、その症例は、次の世代に性的虐待の連鎖をつくっているのである。医療はサービス業ではないか。多重人格に対する積極的な治療方法が一方で示されているのに、それでも「蓋をする」ことを選択するのであれば、無作為と非難されても仕方がないであろう。

多重人格はヒステリーの一種なので、たしかに注目されれば一時的にむしろ悪化し、また人格の数も増えることがある。しかしこれは、すべての葛藤を切り離して処理するという病理的防衛が身についているからにほかならない。「見て、見て」と観客を求めているのではなく、「傷ついた私をなんとかして」という悲鳴である。

しつこく繰り返すが、子ども虐待の臨床に従事すると本当によくわかる。子ども虐待を生き延びるために身につけたこの病理に対し、治療者がそれに向き合うのを避けることによって、次の世代に病理の連鎖を送り込む役割を「治療者」が担うことになる。児童精神科医としてお願いしたいのは、一般の精神科医があまりに患者の家族に無関心であることだ。多重人格症例において、その家族に何が起きているのかを、しっかり把握したうえで対応してほしいと願う。

III 日本の社会的養護と子どもの貧しさ

1 児童養護施設の貧しさ

筆者は、児童精神科医として子ども虐待の症例を見てこなかったわけではない。むしろ、積極的に見てきたほうだと思う。だがいまとなってみれば、二〇〇一年あいち小児保健医療総合センター（以下あいち小児センター）に赴任し、数百例という単位で診療するまで、子ども虐待の臨床とそれに関連する、じつにさまざまな問題について無知であったというほかない。不明を恥じるばかりである。

子どもの貧困という問題のなかでも、もっとも深刻な問題の一つが、子ども虐待の問題に絡む、わが国の社会的養護の貧しさである。

これには歴史的な経緯がある。わが国の社会的養護は一九四五年の敗戦直後の戦災孤児対策に始まり、一九四七年の児童福祉法の施行によって保護を要する児童の収容が始まった。昔から孤児院と呼ばれて、この施設は戦災孤児のための場であった。この施設の性格が変わったのはいつからだろう。加賀美ら（二〇一二）は、すでに一九六〇年代の高度成長時代において、戦災孤児はほぼいなくなり、親のいない子どもの保護のための施設から、親がいるのに家庭で養育できない子どもの施設に変化したと指摘する。つまり、親が蒸発をしてしまった、あるいは親から折檻されて家に置いておけない子どもたちが主たる対象者になったのだ。そして、二〇〇〇年児童虐待防止法の施行以後の被虐待児の急増が大きな問題となってきた。児童養護施設は全国どこでも、子ども虐待という複雑性ＰＴＳＤを抱えた子どもたちが入所児の七割前後を占めるという状況になった。

これに対する施設の側の体制は、少なくとも三回を数える社会的役割の変化に対して、じつに一九四七年から大きな変化はなく、今日に至る。一九七六年に施設の指導員が、小学生未満の児童に関しては子ども三人に対して指導員一人、小学生以上の児童に対しては六人に一人と改定され、それ以後、すでに三〇年以上を経たいまでも同じである。児童養護施設は子どもが暮らす家庭に相当する場であるので、当然ながら、二四時間体制で子どものケアを行なっている。この人員体制であると、定員四〇人の施設において、夜勤の勤務者はわずか二名である。この二名が三歳から一八歳の子どもを入浴させ、夕食を世話し、宿題を見て、寝かしつけるのである。

さらに、わが国の児童養護施設は、いまだにその七割までが大舎制の施設である。三〇人から一〇〇人（!）の子どもが一単位として生活するものを大舎制、六人程度の子どもが一単位として生活するグループホーム形態を小舎制と呼ぶ。大舎制はつまり、大人数の子どもたちがプライベートスペースも持たず、一緒にキャンプをしているようなものだ。ふつうの家庭でも、きょうだいの数が七名を越えると、親と子どもの関係よりも、子ども同士の相互作用が強くなってしまって、親が子ども一人ひとりに対応ができなくなることが指摘されている。ましてや被虐待児の大集団である。このなかで、支配‐被支配という虐待的対人関係が子ども同士においてつくられないはずがないであろう。そのなかに、性を介した支配‐被支配が入り込む。西澤が指摘する児童養護施設における文化としての性加害である。筆者らが介入に入ったある児童養護施設は定員三五名の児童のなかで、性被害・性加害がなかったものが二名のみという惨状であった（海野ら、二〇〇七）。こうなると、なぜこの二名が被害・加害がなかったのか、ないほうが心配になったりもする。

一方で、二〇〇八年施設内虐待に関する通報が義務づけられた。これ自体は歓迎すべきことだが、施設内の問題行動が噴き出す可能性をもつ。そうして、噴き出してしまったときには施設は存続の危機にさらされる。日本の行政は施設が壊れたあと、どのようにして何よりも子どもを支えるのかという方針をもっているのだろうか。トラブルが明らかになれば、ベテランのケアワーカーが退職し、施設長が急に変わり、他のケアワーカーも自信をもてなくなってしまう。すると施設はさらに荒れまくり、子どもへのケアはさらに質が落ちるということが起きる。

もちろん、すべての児童養護施設がこのような荒れた状況ではない。率先してグループホーム化を進め、六人以下の子どもたちが家庭的な体制のなかで、二名から三名のケアワーカーと共に暮らしている施設もある。だが、このような施設でもなお、重症の子どもたちのケアに振り回されているのが現状であるし、またこのような施設間格差の存在を、一般的な大舎制施設に暮らす子どもたち本人にどうやって説明するのだろう。君たちは運が悪かったから諦めてくれとでも言うのだろうか。親に恵まれない子どもたちへのこの仕打ちは、わが国が子どもと子育てに、基本的には無関心であったことを示す何よりもの証拠に思えてならない。

2　社会的養護の児童とそれ以外の児童の比較

あいち小児センターを受診した被虐待児のうち、社会的養護を受けているものは二一六名（二〇・八％）存在した。この子どもたちのデータを示してみたい。わが国では、このような基礎的なデータがほとんど取られてきていないからである。

この二一六名は、その大半が児童養護施設に措置された児童である。現在、里親養育を受けている児童や、児童自立支援施設に暮らす児童でも、児童養護施設への措置をいずれかの時期で経ているものがほとんどで、一時保護所、乳児院、児童養護施設、情緒障害児短期治療施設のいずれかの入所経験を持たない社会的養護児童は四名にすぎなかった。四名とも親族里親など、母子施設あるいは家庭から直接里親養育に委託された児童である。この社会的養護児童と、在宅児童との比較を表4－3に示した。ちなみに施設入所経験のない四名も社会的養護の側に加えて検討を行なった。

比較を行なってみると、発達障害に関しては、自閉症スペクトラム障害が在宅児に有意に多く、一方ADHDは施設児に有意に多く、発達障害は全体として在宅児において多いことが示された。しかし、それ以外の併存症に関しては、反抗挑戦性障害において有意差が示されないこと以外はすべて、

表4－3　在宅児童と社会的養護児童の比較（*N*＝1,110）

併存症	在宅児童（875）	社会的養護児童（235）	χ^2値	*P*値
広汎性発達障害	283（32%）	40（17%）	23.0	< .01
ADHD	125（14%）	49（21%）		
その他の発達障害	70（8%）	25（11%）		
愛着障害	307（35%）	146（62%）	56.1	< .01
解離性障害	354（40%）	169（72%）	73.6	< .01
PTSD	257（29%）	101（43%）	16.0	< .01
反抗挑戦性障害	163（19%）	55（23%）	2.8	n.s.
行為障害	176（20%）	105（45%）	54.4	< .01
性的虐待	101（12%）	87（37%）	85.5	< .01
加虐、性加害	67（8%）	68（29%）	78.5	< .01

社会的養護の児童において有意に多いことが示された。愛着障害六二％は当然としても、解離性障害七二％、ＰＴＳＤ四三％、素行障害四五％という数字にはやはり驚かされる。さらに併存症ではないが、そもそも性的虐待の割合が、在宅児童一〇一名（一二％）に対し、社会的養護児童八七名（三七％）と社会的養護に有意に多い。そして性的加害を含む加害行動二九％という数字にも驚かされる。これらの所見は、子ども虐待の後遺症が、社会的養護児にきわめて多く認められるということにほかならない。

　あいち小児センターを受診し

た児童は、より重症な臨床サンプルであることは間違いない。だがそれにしても、この結果は、たんなる量の問題というより質的な問題を抱えることを示すものである。これではまるで非行養成所である。さまざまな研究において一貫して施設養護児童にさまざまな問題が認められてきた。それらは多動、集中困難、学力の障害、他者との協調が困難、非行行為、衝動的刺激探索行動、大人への選択的対人関係の障害などである（Roy, et al., 2006 : Roy, et al., 2004 : Yang, et al., 2007 : Vorria, et al., 1998ab）。現在のわが国における社会的養護の状態は、国家レベルのネグレクトというほかはない。そして、そのツケは社会に回ってくるのである。非行や犯罪、精神科疾患として。あるいは子ども虐待の連鎖として。

3　社会的養護と愛着の修復

なぜ、このような問題が起きてしまうのか。そのキーワードは愛着障害である。子ども虐待によってもたらされる後遺症に関する認識不足が、わが国における子ども虐待への対策が有効に進まない最大の要因と、筆者は繰り返し感じており、ここで再度取り上げておきたい。

一般に愛着と訳されているアタッチメントは、赤ちゃんが養育者にまさにくっつく行動である。とくに一歳を過ぎると、しばしばこんな風景が認められる。外の世界への好奇心で一杯になって遊んでいた赤ちゃんが、はっと親の不在に気づく。わっと親のもとに駆け寄り、べたべた触ったり膝に顔をうずめたり、ひとしきりくっついていて、しばらくするとまた親から離れて探索にいく。あたかも親にくっつくことでエネルギーを補充しているかのようだ。これが繰り返される過程で、徐々に子どもは、親から離れることができるようになる。

乳幼児の認知能力では、目の前にいない親はいなくなってしまう。しかし、この接近、接触、再分離を繰り返すうちに、目の前にいなくとも、そこにいる親のイメージを思い浮かべることができるようになってくる。そして思い浮かべるだけで、エネルギー切れが起きなくなる。つまり、子どものなかに親が内在化される。これが愛着の形成である。ここでつくられるものを私は「内なる親のまなざし」と呼んでいる。それによって、子どもは一人でもただちには混乱しなくなるのである。

愛着の形成は対人関係の基本であるだけでなく、情動コントロールの基盤でもあることに注目してほしい。愛着行動は、子どもが怯えたときに養育者によって不安をなだめてもらう一連の行動である。したがって、愛着の未形成はみずからをなだめることが困難になってしまうことである。親と一緒にいるときのこの安心の基盤が、非常に官能的な記憶であることにも注意してほしい。親のもとにいる安心の象徴は、お母さんの暖かな膝ではないか。

そして、この内なる親のまなざしこそ、社会性の核になるものである。子どもが何か禁じられていることをやらかそうとする。そのときに、これをしたら親がどんな顔をするだろうかということが思い浮かぶ。それが歯止めになる。被虐待児が何度でも万引きを繰り返してしまうのは、この歯止めがないからにほかならない。さらに人間の基本的な感情の一部は、愛着形成がなければ成立しないものが含まれている。たとえば悲哀の感情は、愛着者からの分離の気持ちであり、誇らしい感情とは愛着者から賞賛にほかならない。

そして愛着は、トラウマからの防波堤でもある。トラウマになりうる事象に遭遇したときに、われわれを支えるものは、これまた内なる親のまなざしである。親、配偶者、恋人、子ども、そして大切なペットなどがトラウマの防波堤を果たすのである。

この愛着は人間だけのものではない。犬の飼い主はよく知っているだろう。飼い主や、好きな仲間との強い絆。見知らぬ存在への警戒。犬は寝たときによく夢も見ている。犬にはたしかに心がある。完全な脱線であるが、爬虫類も、少なくとも亀は、飼い主を覚え、飼い主に甘える。嫌なことには「ふん」と鼻を鳴らして怒ったりする。前の病院で飼われていた亀は、えさをあげる人がくると、「亀の舞い」をしてみせたものだ。だれも信用してくれないけれど。

さて、子ども虐待のときに、この愛着はどうなるのだろう。子どもの側からすると、養育者と一緒にいるときとは、リラックスではなく、いつ暴力が降りかかってくるのか、緊張のなかに過ごすことになる。その結果、虐待のなかに暮らす子どもたちは、つねに警戒警報が出っぱなしの状態を強いられる。つまり、過剰な覚醒状態がつづく。これが被虐待児に普遍的に認められる生理的な緊張状態とハイテンションの基盤になる。被虐待児は常時脈拍が毎分一二〇を越えていることが少なくない。不眠もよく見られる。

しかし重要なことは、子どもは養育者とのあいだになんらかの愛着をつくらずには生きることができないという事実である。それでもごくごくまれに、きわめつきに劣悪なネグレクトのなかに育ったときに、周りにまったく無関心になってしまうことが生じる。つまり、重度の自閉症のような状態になってしまうことがある。一方、それほどひどい放置ではないときには、この緊張と警戒の状態のなかで、養育者とのあいだに歪んだ愛着が形成される。先に愛着は官能的な記憶であることを述べた。同じように、被虐待児にとっては、ドキドキする緊張、父親のアルコール臭い息、殴られるときのしびれ、口に広がる血の味、こういったものが、対人関係の基盤をつくる記憶になっていく（杉山ら、二〇〇六）。

この歪んだ愛着は虐待的絆と呼ばれる。この虐待的絆は、次のようなことが起きてくる要因となる。父親のＤＶなど、暴力が常在化した家庭に育った娘が、その家庭を憎み嫌い、高校を卒業すると同時に家出のように家から遠く離れ、仕事につき、そこで結婚をする。すると、かつての父親のような暴力的な夫となぜか一緒になっている。そして、今度は自分がＤＶを受け、子どもたちには暴力をふるい、虐待をする側になってしまう。このような虐待の連鎖は、じつにしばしば見られるのであるが、この反復が起きる理由こそ歪んだ愛着の存在にほかならない。いくら忌避される記憶であっても、子どもたちにはそれこそが生きる基盤になっているからなのだ。

歪んだ愛着の修復とは、ゼロからの出発ではない。マイナスからの出発である。だからこそたいへんなのだ。子ども虐待に育った子どもたちは、支配・被支配という虐待的対人関係を反復する。人との関係は、つねに緊張のなかに展開する。愛着が新たにつくられたとき、しきりに挑発が生じ、あたかもわざと殴られようとしているかのような行動がえんえんと繰り返される。そしてこの挑発にのれば虐待的な場面の再現になってしまう。

この愛着の修復を、今日の社会的養護のなかでどうやって補ったらよいのだろうか。特定のケアワーカーに愛着をつくらせると、のちの対応が困難になるからという理由で、これまでしばしば、児童養護施設において愛着形成を故意につくらせないように、ケアワーカーが子どもたちに接してきたという事実がある。このような対応が完全な誤りであることはいうまでもないことであろう。徳田ら（二〇一〇）による、児童養護施設での愛着修復のトライアルが実践されている。敗戦処理とわかっていても、混乱のなかに放置するのではなく、次の世代への連鎖をつくらないための努力が求められている。

4　新しい家族のあり方を求めて

愛着障害を防ぐためには、幼児期における施設養育を避けなければならないことについては、すでに結論が出ている。一九四〇年代から五〇年代にボルビーらは、施設入所児の研究から、言葉の遅れ、知的な障害、非行行為の多発が「施設」で育った子どもに多く認められることに気づいた（久保田、二〇〇六）。この時点ですでに、孤児院環境で育つことは、育ちに決定的な悪影響を与える可能性があるということが広く知られるようになった。しかし、六〇年代から七〇年代にかけて、施設のケアの質によってはその影響は単純ではないことも示された（Tizard, et al., 1978）。施設の条件によって、少なくとも知的な能力に関しては家庭に育つよりも向上する場合があること、また施設間でもその環境条件によって知的な伸びが異なることがわかった。しかし、知的に問題がなくとも、対人関係の発達においてマイナスの影響があらわれることも、この研究のなかで同時に示された。とくに人生の最初の数年を施設で過ごした子どもたちは、知的能力は問題がない児童でも行動と情緒の障害が多く、その後に里親に育てられても対人関係上の問題を残すことが示されたのである（Hodges, et al., 1989ab）。

要因に関する検討から、養育者が何度も変わる状況が大きなマイナスになることが明らかになった。これは愛着の形成という問題を考えてみれば当然ではある。しかし、ふつうの家庭の子どもの調査では、母親が就労していて、一日の大半を保育園で育ったとしても、きちんと人手さえあれば、家庭で育った子どもと同等か、それ以上の発達や社会性の結果がしばしば示されている。家庭がない状態で、終日を過ごすことが幼児にとって大きな問題を生じるのである。だからこそ、海外において乳児院はすでに消失しているのである。わが国における乳児院は、すでに非常に奇異なものになっている。この点は里親にお願いするしかない。

ところが、今日のわが国において、次のような現象が生じている。児童養護施設で問題行動を頻発させて、施設で暮らすことができなくなった子どもたちは行き場がなく、やむをえず里親に委託されている。そもそも高校生年齢に達した問題児をいきなり抱えて対応ができる里親がどれだけいるだろう。その結果、当然ながら里親の燃え尽きをまねくことになる。本来、貴重な里親による社会的養護は、こんなことに使われるべきではない。里親こそ、幼児の社会的養護に特化すべきなのに。

母親へのＤＶを含む子ども虐待が理由で離婚する家庭は多い。その大半が経済的には困窮してしまう。母子家庭で母親が働いているときに、非常に経済的に苦しい状態になって、生活保護の家庭よりも経済的に恵まれなくなってしまうというわが国の現状がある。働くほうが経済的に困窮するという矛盾した状況がさまざまな歪みをつくっている。この結果、母子家庭の母親は再婚を望み、あるいは経済的な援助をしてくれる内縁の夫をつくり、これらの男性が子どもへの虐待を繰り返していても、止めることができない。この経済的な力関係の不均衡を解決しないと、何も変わらない。これをなんとかする方法はないのだろうか。

一つ突飛な提案をしておきたい。家族形態を昔に戻すことが一つの解決になるのではないかと思い当たったからである。昔というのは、日本社会の大転換点である応仁の乱以前に戻すということである。そもそも夫のもとに妻が嫁ぐという婚姻形態が定着したのは江戸時代以後である。それまではえんえんと妻問婚がつづいていたのだ。日本全体を昔の家族形態、いまでも沖縄にわずかに残っている、伝統的な母系家族に戻す。つまり、男性に財産の所有権を原則認めないようにする。すると何が起きるか。

子どもは生物学的にもっとも適正な高校生年代で産んでしまい、子育ては主として祖母が行なう。すると女性が三〇歳になったころには次の世代は高校生になっている。働く女性は、姉、妹、祖母、曾祖母とのあいだに契約をすればよい。男性はひたすら妻への通いと原家族の経済的な支えを行なう。この形態によって、少子化はいっきょに解決し、ＤＶは激減し、子ども虐待も減るのではないだろうか。

わが国は複雑家族に移行しつつある。母系家族は複雑家族が子育てにおいて破綻を起こさずにしのげる一つのシステムである。

5　おわりに――社会的養護で働くケアワーカーの方々へ

ここから先に書くことは、現在、社会的養護に働くケアワーカーの方々へのメッセージである。現場のケアワーカーの苦闘こそ、これまで子どもたちの育ちを支えてきたことを、われわれは忘れてはならない。

児童養護施設で働くあなたは、さまざまな矛盾にいつも悩んでいるのではないかと思います。子どもたちのためになんとかしたい、つねにそう思っているのに、その努力が報いられたと感じられることは、あまりありません。あなたが努力をしても、子どもたちが本当にほしいものを提供できないことに、辛い気持ちになってしまうことは当然です。でもこの辛さによって、戦場のような仕事を離れてしまうことは、子どもたちからすると、大好きなスタッフとの別れになり、大きなダメージになってしまいます。

私は先ほど戦場と書きました。児童養護施設とは、子どもを守るために負け戦を余儀なくされている戦場の最前線です。この構造的な矛盾を抱えた場に身を置き、そのなかで努力をつづけることこそ、人としてもっとも困難な作業です。あなた方は、顕彰されることはなくとも、いまわが国でもっとも崇高な仕事に従事している人たちです。その誇りをもって、困難な仕事に向き合っていただきたいと、いつも念じています。

Ⅳ 選択性緘黙の病理と治療

1 選択性緘黙の全体像

選択性緘黙は、家庭でのコミュニケーションは問題がないにもかかわらず、学校など、主として集団教育場面での言語交流を拒否するという病態である。二〇一三年五月に発表されたＤＳＭ－５（APA, 2013）では、診断基準の内容そのものはＤＳＭ－Ⅳから変わっていないが、新たに「不安障害」のグループのなかに含められることになった。最近は分離不安などと並び、児童の社会不安障害の一つとして捉えられる傾向がある（Keeton, et al., 2012）。ＤＳＭ－５では、比較的稀な問題と述べられており、罹病率は児童の〇・〇三％から一％（！）と報告されていると記載する。しかしながら、児童精神科の臨床ではしばしば遭遇する病態であり、それほど稀ではないという実感がある。

選択性緘黙にはさまざまなレベルがあることが知られている。かつて大井（一九七九）は重症度によって三型に分けた。この大井の分類は、基盤としての発達障害に注目しながら、一方で、家族内力動を軸として捉えていた。この大井の研究からすでに三〇年を経ており、今日もう一度、選択性緘黙の全体像を見直してみることが必要なのではないかと思う。

対象は、二〇〇一年から二〇一〇年までの九年間に、あいち小児保健医療センター心療科を受診し、選択性緘黙の診断を受けた自験例八九名で、いずれもＤＳＭ－Ⅳの選択性緘黙の診断基準を満たしている症例である。

まず、発達障害の存在である。もっとも多いのは自閉症スペクトラム（以下ＡＳＤ）でじつに三四名（男児一七名、女児一七名）と全体の三八％に達する。それ以外の発達障害は、精神遅滞七名（男児二名、女児五名）、ＡＤＨＤ二名（男女一名ずつ）で、それ以外に聴力障害児が三名（いずれも女児）が認められる。ＡＳＤの多くは高機能児であるが、発達障害以外にも言葉の遅れの既往をもつものは多く、言葉の遅れは全体で五五名（六二％）と過半数を超える。もう一つ、迫害体験の既往である。被虐待児が二九名（男児一二名、女児一七名）おり、また学校でのいじめがあり、それが一つの契機となった者も一六名（男児六名、女児一〇名）認められた。なんらかの発達障害も迫害体験も認められない児童は二〇名（二二％）にすぎない。つまり、全体の四分の三は介入を要する問題をしっかり抱えているということになる。

その一方で、非常に目立つのが、初診年齢のばらつきである。初診の平均年齢九・四五（±三・三八）歳であるが、初発年齢を見ると大きく二つに分けられ、四五人（五一％）が三歳という幼稚園・

保育園入園時であり、三五人（三九％）が小学校入学時の六歳であった。それ以外に、七歳が四名、八歳が二名、九歳が二名、一一歳が一名である。これらの中途半端（？）な発症の子どもたちは、もともと不適応があったが、途中から緘黙がそれに加わったという例である。それ以外のちょうど九〇％の子どもたちは、集団教育の開始から緘黙があったのに、場合によっては六年間、放置されていたということになる。緘黙は、非行児と違って人に迷惑をかけないので、放置されやすいという状況が如実に示されている。

選択性緘黙は、本当に不安障害なのだろうか。分離不安と不登校に注目してみると、分離不安を示す児童は三一名（三五％）であり、少なくはないが多くはない。また、不登校も四一名（四六％）であり、こちらのほうが多いが、それでも過半数には達しない。両者の重複は一六名（全体の一八％）しかなく、有意な相関は認められない。つまり、選択性緘黙で分離不安がある児童が、不登校になりやすいというわけでもない。むしろ、家庭から学校にはきちんと行くのに、頑としてコミュニケーションをとらずに学校で過ごすという状態こそが、むしろこの病態の特徴ではないかと思う。

さて転帰である。他の適応上の問題には目をつむって、校外での言語的コミュニケーションがどうなったかという点だけを取り上げ、三群分けをして比較した。すると通常の会話が可能となったもの三三名（平均受診年齢九・二±三・九歳）、限定された会話が可能になったもの四六名（同上九・三±三・三歳）、会話に関して不変であったもの一〇名（一〇・八±一・七歳）であった。平均受診年齢はわずかに良好群がよいが、統計学的な有意差は認められない。不登校、分離不安、発達障害、言葉の遅れの既往、虐待やいじめの有無などで相関を見ても、有意な相関は認められなかった。

表4－4　転帰の一覧

転　帰	小3以前に受診	小4以後に受診
通常に近い会話が可能に	18	15
限定された会話が可能に	18	28
不　変	0	10

ただし、「不変」という転帰の症例をそれぞれ見ると、小学校低学年や幼児期の受診者が存在せず、小学校高学年以上の受診者のみであった。そこで、いささか恣意的ではあるが、ほぼ平均受診年齢に相当する小学校三年生前と小学校四年生以後の受診者で分けてみると高い有意差が認められ（表4－4：$\chi^2(2)=9.54, p>.01$）、当然ではあるが、若いほうが治りやすいことが示された。もう一つは、入院治療を行なっている者が高率に治っていることである。入院治療を行なったものは、「良好な転帰」の三三名中一一名、「部分的会話可能」四六名中六名である。入院治療を行ない「不変」は一人もいなかった（$\chi^2(2)=7.77, p>.05$）。

小学校中学年で転帰が分かれるというのはどういうことだろう。この時期はいわゆる九歳の壁の時期に重なり、神経の剪定が終了する時期である。この時期までに母国語が決まり、基本的なジェスチャーなどが決まることが知られている。さらに、この神経の剪定のあと、新たな神経ネットワークの構築のためには、これまでとは別の方法が必要になる。先に選択性緘黙は放置されやすいことを述べたが、これらの状況を見ると、放置は好ましくなく、積極的な治療が必要であること、さらにできれば前思春期までに治療を実施することが好ましく、それを過ぎた場合には、入院治療などより積極的な治療を必要とすることが示される。

いくつか症例を示し、われわれが実践している治療方法を示す。症例はすべて浜松市子どものこころの診療所、および独立行政法人国立病院機構天竜病院精神科における症例で、公表許可を得ているが、匿名性を守るため細部に関しては大幅な変更を加えている。

2 選択性緘黙の治療

【症例1】 初診時四歳、女児、選択性緘黙

始語は一歳半とやや遅く、嫌いな音があるというが、自閉症スペクトラムの診断基準は満たさない。家庭ではその後、二歳を過ぎて言葉が伸び、とくに問題を感じたことはなかったという。三歳にて幼稚園に入園した。一カ月ほど、母親との別れ際に泣くことがつづいたが、それからは元気に通うようになった。先生の手伝いがなくては動けず、集団行動は苦手であった。夏ころになってもこの状況がつづき、園で一言もお話をしないことが明らかになった。この状態がつづき、家ではおしゃべりをするが、外では頑としてしゃべらない。近くの小児科に受診したが、ここでは母親にしがみついて診察もできない状況であった。この状態が年中になってもつづくため、小児科医から紹介を受けて受診した。

外来ではまったく話をしなかったが、治療者が描いた動物の絵を渡すとそれは受け取り、母親にしがみついて顔を合わせないということはなかった。母親によれば、この程度の物の受け渡しでも、初対面の人とできたのは奇跡的という。そこで、次のことをお願いした。

園が終わったあと、家から園に電話をかけて、担任の先生とお話してもらう。担任の先生のそばに、イエス・ノーでよいからお話ができればよい。このうえで、クロミプラミン四ミリグラム分1を処方した。

次の外来で、電話でなら単語で先生とお話ができるようになったと報告を受けた。さらに二カ月後には、担任の先生と園で、小声でならお話をしているという。三カ月後には、友人とも園で会話ができるようになったこと、担任の先生とは、一対一ならふつうに話していることが報告され、この時点で服薬を中止した。

コミュニケーションはどのような形でも可能になれば、そのまま言語的な交流に発展していく。筆者らがまず試みるのは、電話での会話である。他に、耳元でささやくのであれば話ができたりする。また少量の抗うつ薬は会話をうながすのに有効である。ＳＳＲＩが有効という報告があるが(Manassis, et al., 2013)、われわれの経験ではクロミプラミンの少量（三〜一〇ミリグラム）のほうがよい。それにしても、この幼児の年齢で受診してもらえると本当に楽なのだが。

【症例2】 九歳男児、選択性緘黙・自閉症スペクトラム

家族は、母親が実家の仕事の手伝いを結婚後も継続していて、家族は家庭と実家とを日常的に行き来して生活をしていた。実家から学校に行き、実家に帰るのが週の半分ぐらいという。実家は二階建てで、二階に母親の弟の家族が住み、一階に祖父母が住んでいるが、患児にとって叔父にあた

る男性は、人とのかかわりは苦手で、また好き嫌いが激しく、思春期に家族と激しく対立し、同居をしながらほとんど没交渉のような状態であるという。必要最低限以外には顔を合わせないために、わざわざ直接二階にあがる階段をつくり、食事や入浴も二階でできるようになっている。ちなみに、患児の母親も人見知りが強く、外での会話は非常に苦手であるという。

患児は未熟児で生まれ、幼児期には過敏性が高く、また言葉の遅れがあった。好きなもの嫌いなものの差が著しく、勘が強くとても育てにくい子であった。また興味の偏りが著しく、電車や自動車などの乗り物が好きであった。三歳から幼稚園に通い、行くのを嫌がることはなかったが、幼稚園の開始から外では話をしないことがつづいていた。この状態は三年間継続してつづき、小学校入学後も外での黙りはつづいた。むしろ小学校二年生の後半から、友人が来ると家庭でも話をしなくなってしまうようになり、家族外の人とのコミュニケーション全体が不良になってきたという。学校では学習に参加できていない。この時点で受診した。

初診時、患児はまったくはたらきかけに応じなかった。最近、登校をイヤがることも増えているという。自閉症スペクトラムに併存した重症の選択性緘黙と診断し、入院治療が必要であることを初診で伝えた。

当初家族は、入院が必要と聞いて驚いたようであったが、自閉症スペクトラムの基盤があることについて、患児の叔父も同様の対人関係の問題をもともと有していたと納得するところがあり、患児は入院治療を行なうことになった。すると、入院後一カ月目には、ジェスチャーでのやりとりが可能になり、二カ月目には言語での会話が少しずつできるようになり退院した。入院中に時間をかけて実施した知能検査では、凸凹の多いプロフィールを示し、全体として境界知能を示した。退院後患児は、支援クラスに転級し、交流学習を通常クラスで受けるようになった。その後、家庭外でのコミュニケーションは急速に向上した。

おそらく家族全体が、発達の凸凹を有する自閉症スペクトラムに併存して生じた重症の選択性緘黙である。家族は、われわれが変形三世代家族と呼んでいるパターンであり、選択性緘黙にしばしば認められる。なぜこのようなパターンの家族に緘黙が生じやすいのかは説明できないが、家族全体にコミュニケーションがよくなく、問題を抱えたまま手をつけずに暮らしているからなのであろうか。しかし、この症例は、入院治療によって速やかに進展した。また、入院をきっかけに支援クラスへ転級し、学校での不適応状態の改善が得られたことが治癒につながった。重症の緘黙児の場合、先に示したとおり、全体的な適応を不良にするさまざまな要因がある。とくに学校での不適応は治療の妨げになる。ここで家族が通常クラスにこだわったりすると、その後の展開が不良になるという例もしばしば経験する。

入院がなぜ緘黙の治療になるのだろう。家の外で暮らすということ自体が、患児の家庭外でのコミュニケーションを上げるのではないかと感じているが、これも中学校後半の入院治療などは、当然とはいえ長期化することが多く、なるべく早い介入と、さらに適応を向上させるための環境調整を速やかに実施することが重要である。

【症例3】 一四歳女児、選択性緘黙・自閉症スペクトラム

家族歴は複雑で、患児はネグレクトといわざるをえない環境のなかに育った。父親はしばしば暴力的な対応を子どもたちにしていたが、受診後は虐待的な対応をしなくなった。実母のエピソードをうかがうと、非社会的な行動を、しかも突飛に繰り返すところがあり、また気分変動があり、おそらく凸凹レベルの自閉症スペクトラムではないかと推察される。実母は患児らを置いて家を出てしまった。しばらくして父親が再婚し、継母が患児の学校での緘黙や不適応に気づき、専門家への受診となった。

幼児期の詳細はよくわからないが、対人関係は継続して苦手で、幼児教育の最初から緘黙はすでにあったという。集団行動への参加はほとんどできず幼児教育を終了し、学校に入学後も、授業への参加はまったくしないまま六年間が過ぎた。テストも白紙で出すのでどこまで学習ができているのかわからないが、小学校低学年で止まっているのではないかという。中学進学のときに支援クラスを進められたが、父親が頑として反対をし、通常クラスに通うことになった。しかし、坐っているだけで授業への参加はまったくできていなかった。

すでに思春期に達しており、基盤に発達障害をもつ緘黙と考えられることを説明し、入院治療が必要であることを伝えた。父親はこれまでの対応が完全に誤っていたことに初めて気づき、患児の入院治療に同意した。

入院後、二カ月程度で最初はイエス・ノーの発言が可能に、さらに徐々に言葉の交流ができるようになった。しかし家庭では、継母が子育てに疲れ、一時期抑うつが生じ、家族そのものが不安定

になって、患児の退院はずるずると伸びてしまった。しかしその間に、患児の言語コミュニケーションは向上し、学力の測定や知能検査をすることができるようになった。学力は案の定、小学校中学年で止まっており、心理検査はＩＱ六〇台を示した。継母が抑うつから回復し、患児は退院することができた。その後、患児は特別支援学校高等部に進学し、外でのコミュニケーションは、一瞬遅れるものの、きちんとできるようになった。

複雑な家族状況のなかで、ネグレクトのなかに育った知的障害をともなった自閉症スペクトラムに生じた選択性緘黙である。このような症例もまた稀ではない。このような子ども虐待が絡む症例の場合、問題が多岐にわたることが多く、その一方で受診が著しく遅れるので、どこから手をつければよいのかと、治療者側が嘆息をするような場合も少なくない。

この症例のよかった点は、家族機能が最終的には保たれており、なんといっても父親が速やかにこれまでの対応を修正してくれた点である。父親の子どもたちへの誤った対応は、正しい知識の不足によるものであった。きちんと正しい知識を伝え、対応法が示されたあと、父親は躊躇なく自分の行動を変えてくれた。また、継母が暖かな、なんというかふつうの人だったということも大きい。患児の知的障害はたぶん後天的な要素もあるのではないかと思う。もし、きちんと患児に合わせた教育が行なわれていたら、患児は境界知能レベルにとどまったのではないだろうか。学校はけっして放置したわけではないだろうが、もっときちんとした評価と教育が、せめて小学校のうちにできていたらと考えるのであるが。

3　おわりに

選択性緘黙の治療には得て不得手がある。頭が良すぎる治療者や切れすぎる治療者は、しばしば緘黙児と相性がよくない。子どもへの積極的なはたらきかけが得意な治療者もまた、緘黙児に好かれることが少ない。むしろ訥々として、変な言い方であるが子どもを脅かさない治療者や看護師が、子どもの沈黙を解くはたらきをすることが多い。

緘黙の児童を目の前にしたときに、しばしば受ける印象はヤドカリである。かれらは緘黙という殻をかぶっていなければなかなか外の世界へ出ることができない。殻を脱ぐように強引につついても閉じ籠もるだけであるが、そのまま放置しても殻を脱げるわけではない。こんな矛盾を孕んだところが、緘黙児の治療の独特なところだと思う。

V 幼児期の食行動異常

1 乳幼児の食行動異常

ＤＳＭ－５において改訂された食行動障害において、乳幼児に認められるものとしては、異食症（Pica）、反芻症（Rumination disorder）、回避・制限性食物摂取症（Avoidant/restrictive food intake disorder）がある。また、神経性やせ症（Anorexia nervosa）においても稀ながら幼児期発症のものが認められ、筆者のチャンピオン症例は後述するように五歳発症例である。神経性やせ症を除く三者は、いずれも発達障害に併存して生じやすいことが知られており、またその場合には学童期はおろか成人期までつづくことも稀ではない。また、きわめて重症な例も散見される。これ以外にも、乳幼児期の子どもに著しい過食が認められることがある。ＤＳＭ－５ではおそらく特定不能の食行動障害に属することになると考えられるこれらの症例に関しては、小児科領域での報告がわずかに認められるのみである。

食行動の基盤となる口腔機能を発達的な視点から見直せば、咀嚼、嚥下などの摂食に関して口腔内の舌の機能、とくに食べ物を中心から側方の臼歯へ運ぶための舌の側方への運動機能が重要である。この運動は生後六カ月から九カ月にはできあがるとされている。また、円滑な咀嚼、嚥下などの摂食機能の発達と、定頸をはじめとする全身の運動機能の発達とは密接な関係を有する。

中林ら（一九八八）は、重症心身障害児を対象として、咀嚼機能と全身の運動機能との対比を行ない、後方への保護伸展反射の成立と、咀嚼、嚥下に必要な舌の側方運動の成立とがほぼ一致することを見出した。さらに、食事のリズムと睡眠のリズムは密接に関連する。早寝早起きや、間食を含めた規則正しい食事の一日のリズムをつくることは、幼児期の食行動の発達に大きな影響を与える。さらに、歯磨きをはじめとする、口腔内の清潔を維持するための練習も幼児期の課題である。幼児の極端な齲歯がネグレクトにおいてしばしば認められることは、子ども虐待の臨床において、繰り返し指摘されてきた。

本論においては、最初に幼児の過食症について症例を報告し、ついで最後に若年発症の神経性やせ症の自験例をまとめ、通常のやせ症との比較を試みる。

表4－5　幼児期の過食症一覧

症例	発症年齢	性別	食行動異常	きっかけとなる状況	その他の症状
1	1歳8カ月	男児	過食、食物への固執	多動なため叱られがち、食事制限あり	多動
2	2歳5カ月	男児	過食、それによる下痢	大家族の中で母親が家事に追われる中で妹が生まれる、母親と祖母との葛藤	不登園（一部は下痢による）
3	4歳10カ月	男児	過食、肥満	祖母と両親との間に対立、家族の目が弟に集中	チック、頻尿、唾はき
4	5歳4カ月	女児	発作的過食、友人の弁当を食べてしまう、冷蔵庫漁り	父は不在がち、母親は拒否的、言語表出が苦手な子	頻尿、腹痛など身体症状あり

2　幼児の過食症

表4－5に、筆者が経験した幼児期の過食症の四名についてまとめる。年齢は一歳八カ月から五歳四カ月で男児三名・女児一名である。症例1は多動であるが、自閉症スペクトラム障害は認められず、またこの年齢で注意欠如多動性障害の診断を行なうことは困難である。それ以外に、発達障害は認められていない。食行動異常はいずれも過食であるが、それ以外の症状も多彩に有している。過食をめぐる状況は児童精神科への受診を家族が決意したほど激烈であり、とくに症例2は下痢を起こしてもなお食物を求め、症例4で

表4－6　症例の治療経過

症例	治療と転帰
1	年齢相応に扱ってもらい、食事制限を止めさせる。治療経過数カ月で、好き嫌いが出現し、過食は軽減。２歳までに寛解。
2	母親に年齢相応に扱ってもらう。治療開始後、母親の不調が著しくなり、母親にカルテを作成し少量の抗うつ薬の服薬をお願いする。父親が家事に協力するようになり、１年間の治療経過で過食は寛解。
3	兄弟間の扱いの差をなくしてもらい、叱責を止める。これだけで嘔吐するまで食べることがなくなる。半年の経過で徐々に無茶食いが減り、１年の治療経過で寛解。
4	年齢より幼く扱ってもらい、叱責を止める。母親に対する併行治療を実施し。数カ月後に冷蔵庫漁り、友人の弁当を食べてしまうことがなくなり、１年間の経過で寛解。

は幼稚園の友人の弁当を食べてしまう、家人に隠れて冷蔵庫漁りをするといった行動が認められた。いずれの症例においても家族間の不仲や対立があり、患児が安心して甘えることができない状態が見られた。つまり、きわめてわかりやすいかたちで、口唇期的固着という力動が認められる。

治療経過を表４－６にまとめた。いずれも年齢相応もしくは退行的に扱ってもらい、叱責を止め、食事制限を止めることで一年以内に寛解に至っている。このように全例とも良好な転帰を示した。しかしながら二症例において、母親の併行治療を必要とした。この四症例とも、その後のフォローにおいて、これまでのところ青年期の摂食障害に発展した症例はなかった。子どもたちへの治療をとおして、家族内の状況も整理されたのであろうか。先に触れたように、このタイプはいまのところＤＳＭ－５にも取り上げられていないが臨床的には散見される。

3　若年の摂食障害

神経性やせ症の診断基準を満たす症例は青年期以後に生じるものが多い。女児において初潮開始前の一〇代に発症する者はときどき遭遇するが、九歳以前に発症した症例というのはきわめて稀である。自閉症スペクトラム障害（ＡＳＤ）が基盤にある場合には、回避・制限性食物摂取症のかたちで始まる食行動異常が散見され、境目がよくわからずに青年期型のやせ症につながっていく。ところがＡＳＤを厳密に除外すると、筆者の数千例を超える自験例のなかでも、九歳前に発症したやせ症はわずかに一〇例弱である。このうち、一年以上の治療を経験したものは六例しかない。

表４－７に一覧を示す。回避・制限性食物摂取症との鑑別がむずかしい例があるが、表４－８に示すように、全員体重が減るのが好ましいと述べており、また体重へのこだわりを示す者も多く、さらに成熟拒否が症例３を除きいずれも認められる。これらのことから、やはり神経性やせ症と診断するのが正しいと考える。しかしながら意図的な減食や、明確なやせ願望はあまりはっきりしない。一方、不登校、身体症状、家庭内暴力、過活動、抑うつなどの症状が多彩に認められる。

表４－９に経過中の症状と転帰を示す。なにやら恐怖症類似の症状や、強迫性障害類似の症状も認められ、この点も回避・制限性食物摂取症との連続性が示唆される。子ども虐待があり、最終的に転医した（これは家族への介入や治療のために必要になった）症例５、症例６を除き、いずれも一～二年の治療経過で、完全寛解に至っており、一般的な神経性やせ症の経過に比較したときに、どちらかと

表4－7　若年の神経性やせ症

症例	性別	発症年齢	初診時体重	発症の要因	家族状況	性格傾向
1	女児	5	－20％	親の深刻な対立	両親の深刻な対立、母親心身症	几帳面、完全主義
2	女児	6	－15％	魚の骨をのどに刺した	両親共稼ぎ、多忙	几帳面、負けず嫌い
3	女児	7	－18％	給食を強要された	両親共稼ぎ、父親パニック障害	わがまま、負けず嫌い
4	女児	9	－30％	不明	両親共稼ぎ、食卓を囲まない家族	几帳面、完全主義
5	女児	9	－15％	母親を巡るきょうだいの対立	両親の対立から離婚に、母親BPD	小さな大人、負けず嫌い
6	女児	9	－21％	学校への不適応	多問題家族、父親妄想性障害？	小さな大人、負けず嫌い

いうと良好なのではないかと思う。このことも、これらの症例が、神経性やせ症と回避・制限性食物摂取症との中間に位置する可能性を示すものである。症例5と症例6は、その後もやせ症としての症状が継続したことが明らかになっているが、それ以外の症例では、フォローアップのなかで再発は起きていない。

最年少の五歳発症の女児について経過を記す。生育歴において特記すべき問題はない。発達の遅れはなく、ＡＳＤなども認められない。家族歴としては、子ども虐待はないが両親共稼ぎで忙しく、同朋とのあいだに母親の取り合いがあるという。

五歳ころ、魚の骨を喉に刺してしまう、それ以後、喉に詰まった感じがあ

表４−８　体重減少に対する意識およびその他の症状

症例	体重減が好ましい	体重へのこだわり	意図的な減食	明確なやせ願望	肥満恐怖	成熟拒否	身体像の歪み	不登校	身体症状	易興奮・暴力	過活動	抑うつ
1	＋	±	−	−	−	＋	−	＋＋	＋＋	−	＋	−
2	＋	−	−	−	±	−	−	−	−	−	＋	−
3	＋	−	−	−	−	＋	−	±	＋＋	＋	−	＋
4	＋	＋	±	＋	＋	＋	−	−	−	−	＋	−
5	＋	＋	＋	±	±	＋	−	＋＋	＋＋	＋＋	＋	＋
6	＋	＋	−	±	＋	＋	＋	＋＋	＋＋	＋＋	＋＋	＋＋

るといって、徐々に食事をとらなくなった。学校に通うようになっても、拒食がつづき、体重減少が著明になったため、受診した。初診において、患児の体重は標準体重のマイナス二〇％を示していたが、それに対し患児は体重が減るのはうれしい、食べ過ぎたらブタになると述べていた。しかし治療者が、食べなくては元気に生活ができないのではと尋ねると、そのことは理解していると述べた。家族に対して、同朋と公平にやや幼く扱うことを依頼し、患児にはスルピリド三〇ミリグラムを処方し、食べることができる好きなものを食べればよいと指示を行なった。治療開始して数カ月、はじめは固形物が食べられず、スープなど、流動食のみ大量に食べていた。その後、固形物は噛んで吐き出すようになった。この時点でも、食べたいが太るという旨のことを家族に述べていた。ちなみに、この噛み吐き行動は、離乳食を離脱する歯が生え始めた一歳児にしばしば認められるものである。患児はやがて、学校給食においても噛んで吐き出し、給食のお代

表4－9　経過中の特異な症状と転帰

症例	治療経過中の特異な症状	転　帰
1	自室への家人の入室拒否	2年の治療で寛解
2	持続的嚥下困難、食物を噛んではく	1年の治療で完全寛解
3	車での外出恐怖、外食の拒否	1年の治療で完全寛解
4	湯気が怖いと訴え、入浴困難	1年の治療で完全寛解
5	不安定な対人関係、虐待あり	難治に経過、転医、その後、食行動異常継続
6	きわめて多彩な症状、心理的虐待あり	難治に経過、転医　その後、食行動異常継続
7	途中抑うつが前面に、その後軽快	1年の治療で寛解
8	気分の上下あり、易興奮と抑うつを繰り返す	2年の治療で完全寛解
9	身体症状が多彩に見られる	1年の治療で完全寛解

わりを要求するようになったので、担任の先生が許してもよいかどうか悩んだというエピソードがある。半年が経過するころから少しずつ、柔らかいものが喉を通るようになり、二年生に進学したあと、急速に食事がとれるようになった。ここで治療集結とした。その後のフォローアップにおいて、症状の再発は認められなかった。この治療経過もまた、回避・制限性食物摂取症とやせ症の両方の要素をもっている。

　本論では、すこし稀な症例ばかりを取り上げたのではないかと思う。新たに診断カテゴリーがつくられると、その隙間の症例が必ず存在する。その隙間症例を考慮したうえで、診断カテゴリーを発達精神病理学的に見直していくという作業が、臨床サイドには求められていると考える。臨床家の一助になれば幸いである。

VI 発達障害とトラウマ

1 発達障害とトラウマの複雑な関係

発達障害とトラウマとは、複雑な絡み合いが認められる（杉山、二〇〇八c）。この問題はじつは、発達障害臨床にとどまらず、精神医学全体の再検討を要する重要な問題提起を孕んでいる。しかも、そのことがこの領域における先端的な臨床に従事する、きわめて一部の専門家以外に知られていない。

発達障害とトラウマとのきわめて込み入った関係に関して説明を行なうためには、いくつかの予備的な解説を行なう必要がある。筆者が過去一五年間にわたって臨床で直面した課題を、その順番で紹介してみる。このような論の辿り方が、発達障害臨床に従事する一般的な専門家の方々にはわかりやすいのではないかと考えるからである。おのおののテーマについては読者の便宜のため、小見出しを付した。

(1) 発達障害はトラウマを受けやすい

筆者は二〇〇一年、新しく発足した愛知県立の子ども病院「あいち小児保健医療総合センター」(以下あいち小児センター)に心療科(児童精神科)の部長として就任し、わが国の子ども病院においてはじめて、子ども虐待の専門外来である「子育て支援外来」を開設した。筆者は、子ども虐待に関して未経験であったわけではない。むしろ、児童精神科医としては数多く治療を行なってきたほうであると思う。しかし臨床においては、数百例を経験してはじめて見えてくるものがある。

この外来を開設し、真っ先に驚いたことは受診する被虐待児に、発達障害と診断される児童が少なくないことであった。少なくないというレベルではない。あいち小児センター子育て支援外における一〇年間の統計資料(表4-10)では、一一一〇名の被虐待児のうち、自閉症スペクトラム障害(ASD)と診断された児童三二三名(全体の二九%)、ASDを除外した注意欠如多動性障害(ADHD)一七四名(一六%)、ASDとADHDを除外した知的障害九五名(九%)であり、発達障害診断の児童は五九二名と全体の五三%を占めていた。ASDのうちの九割までが高機能群であり、この群が子ども虐待の高リスク群であることが明らかになった(杉山、二〇一一a・b)。

表4－10　子ども虐待に認められた併存症（N＝1,110）

併存症	男性	女性	合計	%
自閉症スペクトラム障害	233	90	323	29.1
注意欠如／多動性障害	146	28	174	15.7
その他の発達障害	49	46	95	8.6
反応性愛着障害	256	197	453	40.8
解離性障害	272	251	523	47.1
PTSD	153	205	358	32.3
反抗挑戦性障害	139	79	218	19.6
素行障害	168	113	281	25.3

⑵　子ども虐待の存在は発達障害の転帰の増悪因子となる

ＡＳＤに非行が併存した者と、非行の認められない者との比較を行なってみると、子ども虐待の既往に関して大きな有意差が見られた（表4－11：Kawakami, et al., 2012）。また、ＡＤＨＤに関して一五歳以上の自験例六〇名について、子ども虐待の有無と反抗挑戦性障害および素行障害の有無に関して検討を行なうと、高い有意差（$\chi^2(f=2)=33.5\ p<.01$）で子ども虐待の既往のあるものにおいて非行が重症であることも明らかになった（表4－12：杉山、二〇一五）。つまり、発達障害に子ども虐待が掛け算になったとき、発達障害の転帰に関する増悪因子となるのである。表4－10において明らかなように、一つの要因が診断の遅れである。つまり、社会的な行動の遅れや多動性行動障害に関して診断が遅れ、

表4-11　ASD触法群とASD対照群の比較（Kawakami, et al., 2012）

	非行群（36）	対照群（139）	
診断年齢	10.3±4.7歳	5.9±3.8歳	$p<.001$
乳幼児リスト	2.5±2.1歳	3.6±2.6歳	$p<.05$
C-GAS	51.5±10.0歳	68.8±9.3歳	$p<.001$
虐待あり	56%	28%	$p<.001$
いじめあり	64%	73%	n.s.

表4-12　ADHDの15歳以上の併存症（$N=60$）

子ども虐待	ADHDのみ	ADHD＋ODD	ADHD＋CD
なし	17	7	1
あり	1	13	21

発達障害という視点からの対応が周囲からなされないときに、子ども虐待だけではなく、過剰な叱責、さらには学校教育でのいじめなどの迫害体験を招きやすいということは、臨床においてもしばしば経験しており、納得できることであった。

(3) 子ども虐待の後遺症は発達障害類似の臨床像を呈する

その一方で、子ども虐待の後遺症である反応性愛着障害は、発達障害に非常によく似た臨床像を呈することが以前から知られていた。愛着障害のイメージを混乱させる元凶が「愛着」という呼称である。Attachmentを愛着と訳したのであるが、もともとの意味は子どもが養育者にくっつこうとする行動にほかならない。愛着障害とは、子どもが安心感を得られない状態で育ったときの後遺症である。極め付きのネグレクト状態においてＡＳＤと鑑別が困難な状態になる場合がある。筆者は、このような児童をチャウチェスク型自閉症と呼んできた。あいち小児センターにおいて三〇例あまりを経験した。旧ルーマニアのチャウチェスク政権下で、多くのストリートチルドレンが生じるなど、極端なネグレクトのなかで育つ子どもが存在し、彼らに自閉症の症状が見られたという歴史的事実による。

このグループに対して、治療的なかかわりをしながらフォローアップをしていくと、あるものは臨床像が大きく変化し、重篤な愛着障害であったことがわかる。一方、ある者は臨床像にこのような変化がなく、子ども虐待の前にすでにＡＳＤの基盤があった児童ではないかと識別できる。しかし、筆者の経験ではＡＳＤから愛着障害への診断変更があった最年長は八歳であった。九歳以上にそのような例が見当たらなかった（杉山、二〇〇七ａ）。つまり、どうやら臨界点があるようなのだ。このグループはＤＳＭ－５で反応性愛着障害と呼ばれている病態にほぼ一致する。

しかし一般的には、より軽症の対人関係障害を呈することになる。この場合、緊張と警戒がつづくなかで育つ結果、だれ彼かまわず人にくっつく子どもが生まれる。とくに学童期には、落ち着きのなさや集中困難としてあらわれるので、ＡＤＨＤに非常によく似た状態を呈する。ＤＳＭ－５では脱抑制型対人交流障害（disinhibited social engagement disorder）という新たな診断基準が設けられた。安心がない状態で育つのであるから共感や社会性にも当然ながら欠落を生じることになる。つまり、たんなるＡＤＨＤではなく、ＡＤＨＤおよびＡＳＤの臨床像を呈するのである。

⑷　もう一つの子ども虐待の後遺症──解離性障害とフラッシュバック

表4－12において、愛着障害よりも頻度が高い後遺症が解離性障害である。解離とは、心身の統一がバラバラになる現象である。非常に苦痛をともなう体験をしたとき、心のサーキットブレーカーが落ちてしまうかのように、意識を体から切り離すという安全装置がはたらくことが、もともとの基盤になっている。この解離によってトラウマ記憶はしばしば健忘を残す。その一方で、このトラウマ記憶は、フラッシュバックというかたちで突然の想起を引き起こす。海馬が貯蔵をしているふつうの記憶ではなく、脳の別の部位に収められていることが示唆されている。フラッシュバックは、些細な引き金によって引き出される。これは思い出すのではなく、強烈な再体験である。上岡ら（二〇一〇）はフラッシュバックを「どこでもドア」と形容している。どこにいても、いつであっても、ドアを開けるとそのトラウマ場面のなかにいるのである。

このフラッシュバックが、従来考えられていたよりも広い範囲で生じることに、われわれは気づいた。言語的フラッシュバックとは、虐待者から言われたことのフラッシュバックで、子どもが些細なことから切れて、急に目つきが鋭くなり、低い声で「殺してやる」などと言う現象である。認知・思考的フラッシュバックも、虐待者に押しつけられた考えの再生で「自分は生きる価値がない」などの考えが繰り返し浮かぶ。行動的フラッシュバックとは、俗にいう切れる状態で、急に暴れ出す、殴りかかるなど虐待場面の再現である。生理的フラッシュバックとは、子どもが首を絞められたときのことを語っているときに、首を絞めた加害者の手の跡が首の周りに浮かぶという不思議な現象である。解離性幻覚は、辛い体験を自己意識から切り離したとき、そこにフラッシュバックが起きると、外か

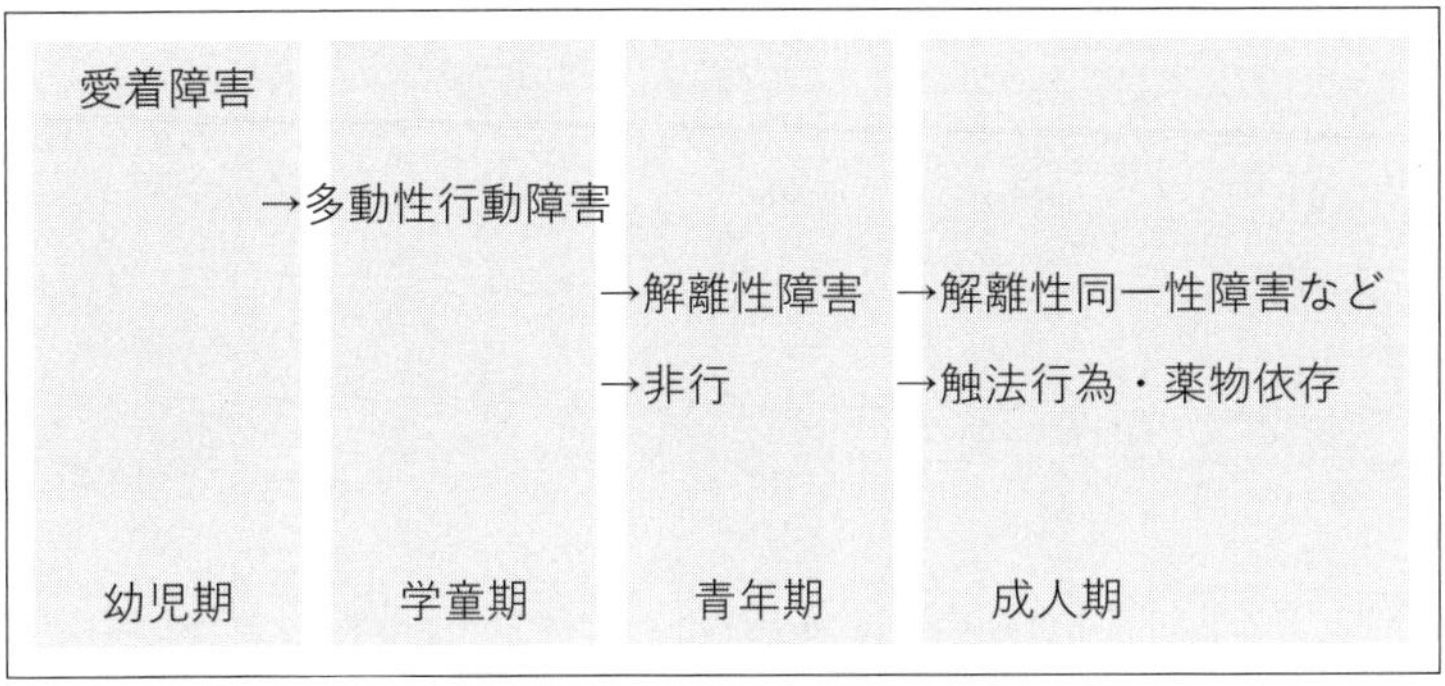

図４－６　子ども虐待の臨床的推移

ら聞こえたり、外に見えたりすることになって生じる幻覚である（杉山、二〇〇七ａ）。このような幻覚（われわれはお化けの声、お化けの姿と呼んでいる）は被虐待の既往をもつ者にしばしば認められる現象であるが統合失調症と誤診されることもある。

(5) 子ども虐待は脳の器質的・機能的変化を引き起こす

筆者は、数百例の子ども虐待の児童の治療を行なうなかで、彼らに認められる重篤な後遺症が、年齢が上がるにつれて、図４－６に示すように一定のパターンで移り変わっていくことに気づいた。あとになってファン・デア・コルク（van der Kolk）が同じ現象を「発達性トラウマ障害」(2005) の概念ですでに報告していることを知った。

二一世紀になって、脳科学の進展とともに、子ども虐待というトラウマの影響が、脳にきちんとした器質的・機能的な変化を引き起こすことが明らかになった。それは海馬の萎縮、性的虐待における後頭葉の萎縮、および脳梁の萎縮など、一般の発達障害よりもはるかに広大な異常が認められるのである（友田、二〇一一）。

筆者は、子ども虐待の後遺症の深刻さに驚くと同時に、これこそがこれまでわが国において、子ども虐待への対応に失敗した理由だと確信するようになった。つまり、わが国は、子ども虐待の後遺症をあまく見ていたのだ。そうでなければ、児童養護施設に非常勤の心理士を配置し、被虐待児の治療的対応を行なうといったアイデアが出てくるはずもない。ＡＳＤ以上に重症な（こころの傷ならぬ）脳の傷を抱える彼らに、心理治療で治療的に対応しようというのは、プレイセラピーのみでＡＳＤを治療しようというのと同じ発想である。筆者は、子ども虐待への対応を情緒障害モデルではなく、発達障害モデルによって行なう必要性を痛感するようになった。そこで、もともとの発達障害がなかったとしても生じてくる被虐待児の一連の現象を「第四の発達障害」（杉山、二〇〇七ａ）と命名した。ちなみに、第一は知的障害や肢体不自由など古典的発達障害、第二はＡＳＤ、第三はＡＤＨＤや学習障害などいわゆる軽度発達障害である。

(6) 子ども虐待の子どもの母親に未診断のＡＳＤが認められる症例がある

二〇〇三年に、あいち小児センターでは心療科病棟における治療が開始された。すると入院治療を必要とするほどの問題行動を、幼児期あるいは小学校低学年にすでに呈しているＡＳＤ児のなかに、母親もまたＡＳＤの認知特性を有するグループが存在することに気づいた。その多くは発達障害に関して未診断であった。知的な遅れがない、いわゆる高機能ＡＳＤ児の父親において、しばしばいわゆる広範な自閉症発現型（Broad autism phenotype：BAP：Virkud, et al., 2008）が認められることに関しては、以前から指摘されてきた。ＢＡＰというよりもＡＳＤと診断ができる父親も少なからず経験される。この場合、それがかならずしも子ども虐待に直結するわけではない。ところが、母親の側にBAPあるいはASDが認められた症例の場合に子育ての問題に結びつきやすい。

この理由を考察してみると、母親が未診断の発達障害・発達凸凹の場合に、父親もまた少なくとも発達凸凹を抱えている場合が多い。これは、やはり類似した認知特性をもつ者同士がひかれ合うからなのではないかと考えられる。このようなカップルに生まれる子どもに発達障害が生じやすいという生物学的な要因のみならず、母親の側のASD特性、あるいはADHD特性の存在が、子どもの側の愛着形成の混乱を生じやすいからであると考えられた。翻って臨床において問題行動を多発させるグループのなかに高率に、母子ともASDという組み合わせが認められることにも同時に気づいた。

われわれは家族におけるBAPを家族自身に説明するために、障害とまで診断ができない軽症例を発達凸凹と呼んできた。しかししだいに、いわゆる軽度発達障害において、子どもの適応状況もさらには知的なレベルも状況依存的に大きな変化を見せ、障害という言葉が示す固定的なハンディキャップとは異なるため、古典的な知的障害をともなった自閉症以外には、発達凸凹と呼称したほうが適切であり、また家族の無用の誤解や反感を招かないと考えるようになった（杉山、二〇一一ａ）。

(7) 親の側の気分障害の存在と被虐待の既往

症例を重ねるうち、この親の側に、父親にも母親にもうつ病や躁うつ病を有する者がきわめて多いことに気づいた。さらに親の側にもすでに、被虐待の既往がきわめて多いことにも気づいた。ASD（Ghaziuddin, et al., 2002）およびADHD（Biederman, et al., 2008）において、うつ病の併存がきわめて多いことはこれまでにも指摘されていた。われわれは親の側に精神科的な問題が認められた場合には積極的に親のカルテも作成し、親子併行治療を実施してきた。われわれが相談を受け、治療を行なった親の側のうつ病は少ない量の抗うつ薬の服用のみで、短期間に寛解を得られる症例もあった。しかし、徐々に重症例を数多く経験するようになった。このような症例には特徴があり、親の側の被虐待の既往と、たんなるうつ病ではなく、難治性の双極性障害類似の気分の上下が認められた。

被虐待の既往がある親の場合、激しい気分の変動、希死念慮、ときとして多重人格など、重篤な精神科的症状をもつ者が多く、当然ながら精神科での治療をすでに受けていて、しかも治療によって寛解を得た例が非常に少ないことにも気づかざるをえなかった。すでにさまざまな診断を受けているが、発達障害に関しては未診断、さらにトラウマの既往に関しても、精神科においてそのことに十分に配慮された治療がなされていた者は皆無であった。彼らは発達障害の臨床像と、慢性のトラウマからくる複雑性ＰＴＳＤの症状とを共に有していた（杉山、二〇一五）。

複雑性ＰＴＳＤの臨床像に関しては、第二章Ⅰに詳述した。この臨床像は、発達障害と子ども虐待が掛け算になった症例において親子ともに認められるものである。

⑻　世代を超えたときには一次的な問題か二次的な問題か判別が困難になる

筆者は、二〇一〇年に浜松医科大学児童青年期精神医学講座に赴任した。赴任してまもなく、県立児童自立支援施設から介入の要請を受けた。それはケアワーカーから児童への暴力事件が起き、これまでの指導ではうまくいかないという訴えが学園側から寄せられたからであった。きちんとした対策

表4-13　M学園全児童調査の結果（N＝149）
被虐待は95%、性的虐待39%

	ADHD＋	ADHD－	計
ASD＋	61 40.9%	43 28.9%	104 69.8%
ASD－	12 8.1%	33 22.1%	45 30.2%
計	73 49.0%	76 51.0%	149 100.0%

のためには科学的な資料が必要と、県と施設に全児童調査を要請したところ、両者の快諾を得て、その後、継続的に全児童調査を実施した。

当初、筆者は、彼らの多くは被虐待児であるので重症な解離を有しており、そのために指導が入らないのではないか、と仮説を立てていた。調査を行なってみた結果、重症の解離がある児童は三割程度に認められたが、それが問題の中心ではなかった。入所児において、どの年度も一貫してＡＳＤ陽性者七五％、ＡＤＨＤ陽性者五〇％、そのいずれかが陽性である者は八割を越えたのである（表4－13：杉山、二〇一五）。

われわれは一例一例について、この施設に児童を処遇した児相のスタッフも交えて、時間をかけた症例検討を重ねてきた。すると、ＡＳＤ陽性者の親の側も、非社会的な行動が認められる症例が大半であった。さらに、それらの親の大多数はまた被虐待のなかに育っていた。そして、子どもたちに実施したグループによるＳＳＴはたいへん有効にはたらいたのである。子どもも虐待の世代間連鎖によって世代を超えたときには、発達障害の臨床像が一次的な問題か、二次的な問題（いわゆる第四の発達障害）かわからなくなってしまう。

われわれはこの事情が、たまたまわれわれが調査をした一施設のみに認められた特性とは考えない。われわれが治療を行なっている外来（浜松市子どものこころの診療所）においても、病棟（国立病院機構天竜病院児童精神科病棟）においても、またS県の情緒障害児短期治療施設においても、子どもは発達障害でさらに被虐待があり、親の側は発達の少なくとも凸凹が認められ親自身が元被虐待児でいまは加虐側になっているという例がきわめて多いのである。

(9) 発達障害とトラウマの掛け算の症例は昔から存在した

振り返ってみると、すでに一九八〇年代 Gillberg ら（1987）は移民のあいだに自閉症が多いという報告を行なっていた。また最近になって、Fujiwara ら（2014）は日本で社会階層が低いグループにASDが多いことを報告した。われわれが診ているのは同じグループなのではないだろうか。

そもそも現在国際的に用いられているカテゴリー診断は、症状のみによって診断を行ない、病因を特定しないことを前提としている。また一九九〇年代以後、アスペルガー症候群の登場によって、ASDの診断の地平が拡がった。ASDと抑制型反応性愛着障害の鑑別も、ADHDと脱抑制型反応性愛着障害との鑑別も、きわめて困難である。鑑別が困難というだけではなく、何よりもトラウマが掛け算になった症例は、世代間の連鎖が認められ、したがって親の側の問題もあり、対応に困難を抱えるのである。

2 発達障害へのトラウマ治療

(1) タイムスリップ現象への治療

筆者は先に述べたように、あいち小児センターに赴任し、子ども虐待の子どもと親の治療を継続的に行なう過程で、被虐待児のフラッシュバックへの治療的対応に迫られた。トラウマを中核にもつ症例の場合には、これまで筆者も行なってきた力動的な精神療法は、フラッシュバックによって解離反応が引き起こされ、積み上げた治療の記憶が吹き飛ばされてしまうことを繰り返す。治療は堂々巡りを呈することが稀ではなく、治療のためにはトラウマに直面化を行なう必要があることを学んだ(杉山、二〇〇九b)。

しかしながら、辛い記憶であるからわざわざ解離を用いて切り離すのである。トラウマへの直面化は困難な作業である。トラウマ処理という特殊な技法でエビデンスをもつ手技はこの当時二つしかなく、一つは認知行動療法による遷延暴露であり(Foa, et al., 2007)、もう一つがEMDR(Eye movement desensitization and reprocessing. Shapiro, 2001)であった。われわれはEMDRを導入した。その理由は、治療の対象としている児童症例に対して、遷延暴露の技法を行なうのは困難が大きいからである。

筆者は、自閉症圏の子どもや青年が、突然に過去の事象を持ち出し、つい先程のことのように扱う一種のフラッシュバックを観察し、タイムスリップ現象と命名した(杉山、一九九四)。このような現象はecmnesiaとして古くから記載されており、またトラウマにおけるフラッシュバックと極似しているが、自閉症独自の要素もあるために、固有の名称を付したしだいである。

この現象は、自閉症に長年接している者にとっては周知の事実であり、また石狩市で起きた主婦の殺人事件や寝屋川市で起きた教師の殺人事件など、過去のいじめによるタイムスリップが要因と考えられる殺人事件まで何度も起きているので、この問題への治療は非常に重要である。

筆者は、タイムスリップ現象への治療方法を長年探し求めており、EMDRに出会ったことによってようやくその答えを得たのであった。EMDRの講習を受けた筆者はただちに、この手技がタイムスリップ現象に適応ができるのではないかと考えた。さらに、一連のトラウマ臨床の経験を経て、発達障害中でもASDは、その体験世界そのものがトラウマの塊のような世界であることにもふたたび思い当たらざるをえなかった（杉山、二〇〇八c）。

EMDRのふつうのプロトコールを紹介しておきたい。

どの症例に関しても、診断と評価をまず行ないトラウマに関する評価、解離のレベルを診ておくことはいうまでもない。最初に、安全な場所のイメージの確認を行なう。その後に標的となる外傷体験の映像の選定をする。ついでトラウマにまつわるマイナスの自己認知、その正反対に位置する自分がこうあったらよいという希望的・肯定的自己認知を確認し、その肯定的自己認知（VoC）を七段階で測定する。それからトラウマ記憶にまつわる感情、マイナスの否定的自己認知に関する辛さ（SUDs）を一一段階で計る。さらに、それにまつわる身体感覚の同定を行なう。そのうえで外傷体験を想起しながら眼球を動かす作業に入る。トラウマを想起しながら眼球を二五回から三〇回ほど左右に動かすことをつづけると、トラウマ映像が変わっていく。最初に標的としたイメージとの距離がとれ、想起にまつわる苦痛が薄れていく。それにともなって、最初は想起されなかった新たな映像が浮かび上がってくる。そして、おおむね数回から一〇回ほどの眼球運動を用いたセッションで心理的な苦痛は軽減され、同時に肯定的自己認知の評価が向上してくるのである。

眼球運動だけでなく、左右交互刺激であれば、どのようなものでもそれなりの効果を示すことがたしかめられている。たとえば、児童の場合には、治療者の左右の手を対面する患児の右左の手のひらで交互に叩かせるというタッピングや、ものを叩かせるドラミング、患児に胸の前で手を交差させ、患児の左右の手のひらで、自分の反対側の腕の付け根をぱたぱたと交互に叩かせるバタフライハグと呼ばれる技法も効果を示す。われわれが愛用しているのはパルサーという左右交互に振動をつくる機械を両手に握らせて、左右交互の振動の感覚を用いる方法である。もっとも効果が高く、また確実なのはやはり左右の眼球運動であるといわれている。

こうしてトラウマ処理の技法を学んでいる最中に経験したＡＳＤの症例である。この女児は、小学校中学年から継続的な治療を行なってきた。しかし、不登校が継続し、入院中は小児センターに隣接する養護学校に通えるが、退院すると数週間を持たずふたたび不登校になった。さらに新しい事柄に対しては拒否し、すべての問題に対する回避と否認をつづけていた。中学校最後の学年になって、このままでは社会的な適応の改善が望めない状況になった。

ここで、心理治療を担当していた心理士から、小学校中学年のいじめに対する治療的対応が必要ではないかと提案があった。このときのいじめがトラウマとなり、対人関係の核に根を下ろしているのではないかという。ＥＭＤＲを用いたトラウマ処理が実施された。すると、わずかに一〇回のセッションの後、学校への積極的な参加、服装、服薬の改善など、新しいものへの拒否が消失したのである。彼女は無事高校に合格し、以前の継続的な不登校が嘘のように、休むことなく学校に通い、なんと高校を無欠席でさらに短大に進学を果たしたのであった。

この経験を経て、われわれはＡＳＤの児童、青年に対して、積極的にトラウマ治療を行なうようになった。

(2) チャンスEMDR

ＥＭＤＲによるトラウマ処理をＡＳＤに実施するとき、ＡＳＤ特有の困難さがある。それはＡＳＤ患者が知的能力によらず、普遍的に二つのことを一緒にするのが困難という事実である。つまり、想起と眼球運動を同時にできない。さらにもっと重要なことは、記憶のネットワークが通常の人とはかなり異なっているため、相互につながりにくく、処理による汎化が困難であることだ。そこでわれわれが行なった対応方法は、両側交互刺激の振動を生み出すパルサーを用いて、想起に対して受け身の交互刺激を行なうことと、個々のエピソードに対してすべて個別の実施をするというトラウマ処理であった。この方法だと、逆に一回の処理は数分間で十分である。これをわれわれはチャンスＥＭＤＲと命名した（杉山、二〇一一ｂ）。

トラウマ関連の訴えがあったときに、多忙な外来の場で左右交互刺激を短時間行ない、トラウマ処理を実施するものである。このとき有用な道具が、左右交互に振動をつくりだす（左右交互の音や音楽の刺激を出力することもできる）パルサーという器具である。不快な記憶を想起させ、左右交互の刺激提示を一セット二〇回程度、三セットほど行なう。時間にして五分程度である。親の表情は訝しげであるが、これで本人はニコニコして「スッキリした」というのがふつうである。

知的には高いＡＳＤの小学生であるが、不器用が著しい、始語・始歩ともやや遅かった。四歳で初診し、発達性協調運動障害をともなった高機能自閉症と診断した。その後、通常学級に通うようになった。学校ではときにいじめが生じたが、本人は比較的ケロッとしていた。ところが六年生の五月、突然にいじめのフラッシュバックが著しくなり、非常に不安定になった。学校への行き渋りもあるという。そこで、患児に対してパルサーによる振動を用いたチャンスＥＭＤＲを三セット一回だけ実施した。本人も家族も怪訝な面持ちであったので、まだ何か訴えがあれば受診するように指示したが、二カ月後に設定した次の外来まで受診はなく、再来のときに一回のＥＭＤＲで、その後フラッシュバックは見事に消褪したことが報告された。

チャンスＥＭＤＲは、トラウマというほどまで至っていないトラウマの芽のような状況をあたかも摘み取るのに似た働きをする。このレベルであれば、じつに数分の外来治療で処理が終わる。

(3) ＥＭＤＲによる治療の三つの形

さまざまなタイムスリップ現象を有する症例の治療を行なうなかで、第二章Ⅱに述べたように、われわれは三つの異なったレベルの治療があることに気づいた（杉山、二〇一一ｂ）。年齢の若い順に並べると、第一のグループは、小学校年代の児童に、現在進行形のトラウマ記憶の処理を行なうものである。先に述べたチャンスEMDRによる治療がこのグループである。二番目のグループは、過去の迫害体験の処理が必要となり実施した場合であり、多くはいじめの記憶である。これは先に紹介した不登校の女児の例がこれにあたる。三番目のグループは、すでに成人になった患者に、過去の被虐待への処理が必要となり実施したものである。ここで処理を行なわなくてはならない理由は、先に述べたように、多くの場合これらの成人が現在進行形で今度は彼らの子どもへの加虐を生じているからである。このグループは、タイムスリップ現象の治療というより、複雑性トラウマへの治療である。したがって難治性である。このグループへの対応は、次に項をあらためて述べる。

3　難治例への対応

発達障害とトラウマとが絡み合った複合的な症例の特徴をここでまとめておこう。

①子どもはASD（+ADHD）、被虐待の既往があり、著しい不適応行動が存在する。
②親の側はさまざまなレベルのASDがあり、主は凸凹レベルで、被虐待の既往があり、現在は加虐をしている。
③子どもの側に、気分変動や癇癪の爆発、親の側に双極Ⅱ型類似の激しい気分変動が認められる。
④精神科未治療者は少数、しかし寛解を得られていない。それどころか、精神科受診によって悪化する例も少なくない。
⑤これらの症例は親子ともに、発達障害（凸凹）と複雑性PTSDの両方の要素をもつ。

このような難治例に対して治療的な工夫を重ねるうち、薬の少量処方と漢方薬の使用、さらにEMDRを応用した簡易トラウマ処理が有効であることに気づいた。この順番で紹介する。

(1) 少量処方と漢方薬

この中心は、難治性の気分変動に対して微量の炭酸リチウムとごく少量の抗精神病薬の組み合わせが著効するという知見である。具体的には、炭酸リチウムの一ミリグラムから三ミリグラムと、アリピプラゾール（エビリファイ）の〇・一ミリグラムから〇・四ミリグラムといった組み合わせがもっとも多い。リチウムの極少量が気分変動にきちんとした効果を示すらしいことに関してはいくつかの証拠がある。極少量摂取が精神症状に有効であることを間接的に支持する報告が多い。飲料水のリチウム濃度と自殺率が負の相関をするという報告は、テキサス州（Blüml, et al., 2013）、オーストリア（Kapusta, et al., 2011）、ギリシャ（Giotakos, et al., 2013）、大分県（Ohgami, et al., 2009）、青森県（Sugawara, et al., 2013）などから報告されていて、ここでの飲料水のリチウム濃度はすべて一日あたり〇・一ミリグラム以下である。そもそもなぜ炭酸リチウムといった単純な物質が気分障害に効果があるのか、諸説は提示されているものの、まだ完全に解明されたとは言い難い。抗うつ薬は薬剤賦活による双極性障害を引き起こすので用いない。

発達障害、とくにASDの児童や成人のセロトニン系の賦活目的で用いるのは、アリピプラゾール以外にはピモジド（オーラップ）〇・一ミリグラムから〇・三ミリグラム、また鎮静目的で用いられるリスペリドン（リスパダール）〇・一ミリグラムから〇・三ミリグラムである。セロトニン賦活作用を持つ薬物は減薬していくと、むしろ激烈な作用を示すことがあって驚かされるという経験を何度もしている。筆者の経験では子どもと成人と量を変えなくてもよい。体重が少ない子どもの場合、もっと減らしてもよいのかもしれない。だが子どもの場合には、それだけ発達障害由来の生の生理学的乱れも多く、大人以上に難治性であることも多い。たとえばアリピプラゾール三ミリグラムでももちろん有効である。だが〇・三ミリグラムでもよいかもしれないのである。これが大きなちがいになるのは薬の大量服用をされたときである。また子どもの場合には、遅発性ジスキネジアという非可逆的で重篤な副作用を引き起こす可能性につねに注意する必要がある。

睡眠導入薬として用いやすいのは、ラメルテオン〇・八ミリグラム（一〇分の一錠）である。この薬物はこの量で用いると、睡眠位相を前にずらすというはたらきをするのである。希望する睡眠時間の二時間前に飲んでもらうようにしている。抗不安薬系の睡眠導入剤は、抑制をはずすので非常に慎重に用いることが求められる（杉山、二〇一五）。

フラッシュバックの特効薬は、われわれが神田橋処方（神田橋、二〇〇七・二〇〇九）と呼ぶ組み合わせである。これは、桂枝加芍薬湯（もしくは小健中湯または桂枝加竜骨牡蛎湯）二包、四物湯（もしくは十全大補湯）二包を分2で服用してもらう。桂枝加芍薬湯と四物湯は、クラシエから錠剤が出ており、粉の漢方薬の服用がむずかしい場合に用いることができる。子どもの場合には、小学校低学年において、一包を分2に分けて服用してもらうことが多い。筆者は用意した漢方薬を患者に少量なめてもらって、いちばん飲みやすい組み合わせを処方するようにしている。それ以外の漢方薬でよく用いるものは、抑肝散および抑肝散加陳皮半夏（こちらはおなかが弱い子ども、成人の場合）と甘麦大棗湯である。筆者は、興奮したとき怒ってしまう場合が前者、泣いてしまう場合が後者の適応がよいかと感じている。

(2) 簡易型EMDRによるトラウマ処理

プロトコールに沿ったEMDRは、どうしても大精神療法にならざるをえない。辛いからこそトラウマに蓋をするのだ。トラウマへの直面化は著しく患者を怯えさせ、ときには激しい状態の悪化を招くこともある。蓋を開けるのは少しずつ、小出しにして、トラウマの圧力を徐々に下げるほうが、安全性が高いと実感するようになった。その過程で、ASDに用いてきたチャンスEMDRを用いることを思いついた。

トラウマ処理の前に、まずは子どもも大人も安全な場所の確認が必要である。ASDの場合、自動車のおもちゃとか、ゲームのキャラクターで事足りるのであるが、被虐待児、また元被虐待児で現在は加虐側になっている大人の複雑性PTSDレベルの人びとにおいて、この安全な場所がきわめつきに困難で、とくに多重人格をつくるまでに重い解離をともなう症例は、そもそもこの安全な場所をイメージすることすらできない。少しでも安心感を得られるイメージ操作をいろいろ試みる必要がある。

安全なイメージを想起させながら両側刺激を行なえば、「ほっとする」か、逆に「危ない記憶が浮上してくる」かによってすぐに判定ができる。後者の場合には、当然ながら別のイメージを探す必要がある。大切にしていたペットがいると、それが安全な場所としてつかえることが多いし、また成人女性の場合ゆっくりと風呂につかっているといったイメージを選択することが多い。過去の逃げ場所であった「押し入れのなかに入っている」といったイメージを選択する成人もいる。トラウマ処理を行なうさいには、筆者はあらかじめ神田橋処方およびごく少量の抗精神病薬や気分調整剤の服用を行ない、内部圧力を下げてから実施するようにしている。

最初は安全な場所の強化だけでもよい。それだけで生活が安定する。さらに日常生活の確認が必要になる。ＡＳＤは時間的なパースペクティブがとれず、規則正しい時間を崩すことは大得意でも、つくったり守ったりすることはきわめて苦手である。複雑性ＰＴＳＤの成人の場合も、おそらく警戒警報の鳴りっぱなしが恒常的になっているということなのだろうか、睡眠時間はバラバラであったり、著しい短時間睡眠であったり、多量の眠剤を飲んでようやく寝て、朝はまったく起きてこられなくてといった生活をしている者が、むしろ一般的である。睡眠時間が極端に短かったり乱れていたりしては、抑うつや気分変動の治療は不可能である。ましてトラウマ処理などできるはずもない。ただ、この不眠の要因が、侵入症状としての悪夢ということもよくある。この点からも、先に神田橋処方を服用してもらったほうがよい。

最初のターゲットは日常的に悩まされているフラッシュバックである。苦痛なフラッシュバックを尋ね、そのときの体の感触を確認し、そのままパルサーを握らせ、握った手を体のその部分に当てて、いきなり処理に入る。パルサーの速度は、患者に合わせて調整をするが、二〇回程度の交互刺激を三セットぐらい行なうと、少なくともフラッシュバックの圧力は少し軽減するので、それでこのセッションの処理は止める。ＥＭＤＲプロトコールにある主観的苦痛（Suds）を測定しても、複雑性Ｐ

TSDの場合、Sudsは下がらないし、認知妥当性（VoC）もまた上がらない。むしろ長目に確認をしようとすると、次々と不快記憶が吹き出してきて収集がつかなくなり、患者の側は除反応をおこしたり、その状態に著しく怯え、次の回はキャンセルになったりする。

除反応が起きてボーとなってしまう場合には、クッションテクニックと呼ばれる方法で、意識を「今、ここに」戻す必要がある。これは元法では柔らかいクッションを投げ合うのであるが、筆者は、クッションは怖いのではないかと考え、ポケットに入れているタオルハンカチを患者と投げ合うようにしている。数回投げ合うと、除反応が解け、患者は治療を行なっているこの場所に戻ってくるので、さらに処理を進める。また首の後ろが痛くなるというのは除反応が起きかけているサインなので、クッションテクニックを必要とすることが多い。しかし最近は、チャンスEMDRのかたちで前記のようにパルサーを用いることが多くなり、このようなマイナスの反応をつくらずに処理をする場合が増えた。こうした短時間のトラウマ処理を短時間行ない、フラッシュバックが少しでも軽くなれば、つづいて安全な場所のイメージによって、数セット交互刺激を加え、開きかけたトラウマのふたを閉じる。これだけのワークでも、いろいろ夢に出てきたり、不快なフラッシュバックがしばらくつづく。これらの副作用が生じるかもしれないことをあらかじめ告げ、しかしこれは処理が進んだ証拠だから怯えてやめてしまわないように、と患者を励まし一回目のセッションを終える。

二回目から継続的なトラウマ処理に入る。ここで最初に呼吸法を練習する。ここで行なう呼吸は、ヨガや座禅において用いられる腹式呼吸ではない。比喩的な言い方をすれば、ヨガや座禅によって用いられる腹式呼吸は、内側に貯める呼吸である。それに対して、トラウマ処理のときに必要な呼吸は、外へ押し出す呼吸、さらに言えば上方に吐き出す呼吸である。トラウマは身体のなかに外から押し込まれた異物である。本間（Homma, et al., 2010）の長年の研究の成果によれば、呼吸による精神的な影響に関しては、腹式呼吸と胸郭呼吸とのあいだにまったく差は認められない。筆者は本間の研究を知り、トラウマ処理のときの呼吸法が腹式呼吸ではなく、胸郭を大きく動かす深呼吸のほうがより効果的であることに気づいた。

吸気は、地面から気を吸い上げるというイメージで、肩を上方に持ち上げて、深く吸い込む。呼気は、頭の頭頂から、もろもろの押し込まれた不快記憶や歪んだ自己イメージとともに、強く外へ吐き出す。このときに頭頂から天に上げるというイメージで行なうとよい。

次に、四セット法によるトラウマ処理を行なう。第一セットは、両側の肋骨下縁の上腹部である。トラウマ記憶を想起したときの身体の不快感はおおむね胸から腹にかけての不快感である。これはまさに、頭（上）から押し込まれたトラウマ記憶によってもたらされた不快身体感覚である。パルサーを両手で握り、この部位に押し当て、二〇回ほどの左右交互刺激を加え、その後、上記の呼吸法を行なう。第二セットは両鎖骨の下縁である。同じく二〇回のパルサーによる交互刺激、深呼吸を行なう。第三セットは、後頸部である。ここは除反応が生じかけたときに頭痛が生じる部位であり、フラッシュバックの身体感覚におけるポイントではないかと考えている。同じく二〇回の交互刺激、深呼吸をする。最後にこめかみ部分に当て、同じく二〇回の交互刺激、深呼吸で終了する。全体の実施時間はわずか数分でこの四セット法は実施できる。この四セット方による効果は著しく、「すごく軽くなった」「すっきりした」という感想を語る患者が多い。子どもの場合には、固まっていた身体がにわかに柔らかくなり、顔の緊張が緩むのが認められる。不快が残るときは、安全な場所を想起しての交互刺激を二セットほど行なえばさらにすっきりする。

母子例を紹介する。

患児は一〇歳の男児である。治療者への紹介は、きわめて激しい家庭内暴力のためであった。年に数回以上、警察を呼ばなくてはならないような大暴れが家庭でも学校でも起きているという。家族歴を確認すると、父親は抑うつがあり仕事を休みがちで、母親や患児への暴力があり、数年前に両親は離婚をした。母親によれば、父親もASD的な人という。母親はやはり抑うつがつづき、患児の幼児期から精神科を受診したが軽快がなかったという。母親は患児に体罰を繰り返していた。離婚後に抑うつがひどくなり服薬をしているが気分変動が著しく、月経前にとくに荒れてしまうことが多いという。

患児は、幼児期から多動で、迷子になることもあって、三歳児健診のあと、保健センターで相談を受けたが、その後、母親の不調もあって継続的な相談をしなかった。電子機器などへの興味の限局があるため、児童精神科クリニックを受診し、ASDという診断を受けた。多動が著しいので、抗多動薬を開始したが著効せず、むしろ七歳ころから攻撃的な行動が目立つようになった。両親の離婚を経て、さまざまな治療を患児は受けたが家庭内暴力はどんどんひどくなり学校でも大暴れがつづいた。そのため、薬が徐々に増え、その副作用で、女性化乳房が生じ、また著しい肥満となったため、治療者のもとに転移をした。このときの服用薬は、オランザピン（ジプレキサ）一〇ミリグラム、プロペリシアジン（ニューレプチル）一〇ミリグラム、バルプロ酸（デパケン）八〇〇ミリグラム、トリヘキシフェニジル（アーテン）四ミリグラム、メチルフェニデート徐放剤（コンサータ）一八ミリグラムであった。

薬の減薬を行ない、簡易法によるトラウマ処理を行なった。その結果、治療開始約三カ月で、家庭内暴力はなくなり、学校にきちんと通うようになった。現在の薬は、桂枝加芍薬湯一包、四物湯一包、炭酸リチウム（リーマス）三ミリグラム、アリピプラゾール（エビリファイ）〇・三ミリグラム、ラメルテオン（ロゼレム）〇・八ミリグラムである。

その母親に対しても、併行治療を行なった。母親の家族歴は、両親がずっと不仲で小学校低学年で両親は離婚した。先に述べたように、夫とは離婚をしたが、夫も、また息子もＡＳＤの特徴を有していた。夫からＤＶを受け、また息子に対して患者は激しい体罰を行なっていたが、数年前から、息子が家庭内暴力で大暴れを繰り返すようになった。

患者の初診時に、患者の両親の離婚後、母親の同棲相手から重症の性被害があったことを開示した。患者は不安定な状態が継続したまま結婚したが、出産後抑うつがつづき、精神科を受診し、抗うつ薬を服用したが、むしろ悪化し、寝たきりと、ハイテンションを繰り返し、子どもへの激しい体罰も生じるようになった。夫との離婚後、ふたたび抑うつがひどくなり、自殺企図の大量服薬も何度かあった。しだいに子どもが大暴れをするようになって、精神状態がふたたび悪化した。息子の転医にともなって、母親もカルテを移動し併行治療を開始した。初診時の服薬は、ミルタザピン（リフレックス）三〇ミリグラム、パロキセチン（パキシル）二五ミリグラム、バルプロ酸（デパケン）五〇〇ミリグラム、エチゾラム（デパス）三ミリグラムであった。

抗うつ薬を速やかに減薬し、漢方薬、リチウム少量を服用のうえ、ＥＭＤＲにてトラウマ処理を行なった。治療開始して二カ月後、フラッシュバックは著しく軽減し、仕事に休まず通えるようになった。現在の処方は、抑肝散加陳皮半夏二包、アリピプラゾール（エビリファイ）〇・一ミリグラム、炭酸リチウム（リーマス）一ミリグラムである。

この母子治療は、とくに心理士に依頼をせず、一般の短時間の再来診療で行なわれたものである。受診前の患児は大暴れが止まらず、服薬量が増えることを繰り返し、そのために女性化乳房や肥満といった副作用が出現し、さらに荒れる状態になっていた。治療開始数カ月で、これまでの警察沙汰が繰り返されていた状態はいっきょになくなり、学校にきちんと通えるようになった。母親は初診にて初めて自分の症状を開示した。母親に対して、抗うつ薬を中止し、トラウマ処理を実施した結果、母親も数カ月で別人のように健康になった。

このような短時間のトラウマ処理をつづけていくと、フラッシュバックに悩まされ、振り回される頻度が減ってくる。そして、テーマが絞られてくる。これは成人の場合、性的被害を除けば、男女を問わず十中八九母親から受けた被害である。なぜこのテーマになるのかと考えてみると、ここに愛着障害の根が存在するからなのだろう。

さまざまな精神療法の手技において、その元法の学習と遵守はとても重要であることは言うまでもない。しかし精神療法的な手法は、個々の治療者の個性や診療スタイルに合わせてひと工夫されて初めて、活きた治療法になるのだと思う。筆者が紹介した簡易版は、必要に応じてスタンダードなプロトコールにただちに戻すことも可能である。

4　おわりに

現在、わが国の臨床において、トラウマをターゲットにした、ボディーワークとイメージ操作をドッキングさせた新しい精神療法が次々に開発されている。それらはトラウマ処理を必ずしもともなわない催眠を加味した自我状態療法、ホログラフィー・トーク、ブレイン・スポッティング、思考場療法などなど、百花繚乱といった様相を呈するようになった。当然であるが、それぞれがつかい勝手の良さと悪さをもっている。

若い臨床家は、ぜひこの領域に注目してほしい。これだけ発達障害もトラウマも日常的に溢れているとなると、自分は研修をしていないのでその対応ができません、ということはプロフェッショナルとしてあってはならないことである。

〔参考文献一覧〕

Akiskal, H.S., Mallya, G. (1987): Criteria for the "soft" bipolar spectrum: treatment implications. *Psychopharmacology Bulletin,* 23, 68-73.

American Psychiatric Association (2013): *Diagnostic Statistical Manual of Mental Disorders 5th edition; DSM-5,* Washington, D.C.

Bemporad, J.R. (1979): Adult recollections of a formerly autistic child. *Journal of Autism and Developmental Disorders,* 9, 179-198.

Biederman, J., Ball, S.W., Monuteaux, M.C. Mick, E., Spencer, T.J., McCreary, M. Cote, M., Faraone, S.V. (2008): New insights into the comorbidity between ADHD and major depression in adolescent and young adult females. *Journal of American Academy of Child and Adolescent Psychiatry,* 47(4), 426-434.

Blüml, V., Regier, M.D., Hlavin, G., Rockett, I.R., König, F., Vyssoki, B., Bschor, T., Kapusta, N.D. (2013): Lithium in the public water supply and suicide mortality in Texas. *Journal of Psychiatric Research,* 47(3), 407-411.

Breslau, N., Koenen, K.C., Luo, Z., Agnew-Blais, J., Swanson, S., Houts, R.M., Poulton, R., Moffitt, T.E. (2014): Childhood maltreatment, juvenile disorders and adult post-traumatic stress disorder: a prospective investigation. *Psychological Medicine,* 44(9), 1937-1945.

Brotman, M.A., Schmajuk, M., Rich, B.A., Dickstein, D.P., Guyer, A.E., Costello, E.J., Egger, H.L., Angold, A., Pine, D.S., Leibenluft, E. (2006)：Prevalence, clinical correlates, and longitudinal course of severe mood dysregulation in children. *Biological Psychiatry,* 60(9), 991-997.

Conrad, K. (1971): *Die beginnende Schizophrenie: versuch einer Gestaltanalyse des Wahns.*（吉永五郎訳（一九七三）『Conrad 精神分裂病―その発動過程―妄想のゲシュタルト分析試論』医学書院、東京）
Dapretto, M., Davies, M.S., Pfeifer, J.H., Scott, A.A., Sigman, M., Bookheimer, S.Y., Iacoboni, M. (2006): Reflecting on the mirror neuron system in autism: a systematic review of current theories. *Nature Neuroscience,* 9(1), 28-30.
Dunn, W. (1999): *Sensory profile.* Harcourt Assessment: San Antonio TX.（辻井正次他（二〇一五）『日本版感覚プロファイル』日本文化科学社、東京）
Endo, T., Sugiyama, T., Someya, T. (2006): Attention-deficit/hyperactivity disorder and dissociative disorder among abused children. *Psychiatry and Clinical Neurosciences,* 60, 434-438.
Fitzgerald, M. (2005): *The Genesis of Artistic Creativity: Asperger's Syndrome and the Arts.* Jessica Kingsley Pub., London.（石坂好樹他訳（二〇〇八）『アスペルガー症候群の天才たち―自閉症と創造性』星和書店、東京）
Foa E.B., Hembree, E.A., Rothbaum B.O. (2007): *Prolonged exposure therapy for PTSD: emotional processing of traumatic experiences, therapist guide.* Oxford University Press.（金吉晴、小西聖子他訳（二〇〇九）『ＰＴＳＤの持続エクスポージャー療法』星和書店、東京）
Fujiwara, T., Kawachi, I. (2014): Are maternal social networks and perceptions of trust associated with suspected autism spectrum disorder in offspring? A population-based study in Japan. *PLoS One,* 9(7), e104332.
Ghaziuddin, M., Ghaziuddin, N., Greden, J. (2002): Depression in persons with autism: implications for research and clinical care. *Journal of Autism and Developmental Disorders,* 32(4), 299-306.
Gillberg, C., Steffenburg, S., Börjesson, B., Andersson, L. (1987)：Infantile autism in children of immigrant parents. A population-based study from Göteborg, Sweden. *British Journal of Psychiatry,* 150(6), 856-858.

Giotakos, O., Nisianakis, P., Tsouvelas, G., Giakalou, V.V. (2013): Lithium in the public water supply and suicide mortality in Greece. *Biological Trace Element Research,* 156, 376-379.

Grandin, T., Johnson, C. (2010): *Animals make us human: creating the best life for animals.* Mariner Books.（中尾ゆかり訳（二〇一一）『動物が幸せを感じるとき』ＮＨＫ出版、東京）

Grandin, T., Scariano, M. (1986): *Emergence, labelled atusitic.* Arena Press, Novato.（カニングハム久子訳（一九九四）『我、自閉症に生まれて』学習研究社、東京）

Hallmayer, J., Cleveland, S., Torres, A., Phillips, J., Cohen, B., Torigoe, T., Miller, J., Fedele, A., Collins, J., Smith, K., Lotspeich, L., Croen, L.A., Ozonoff, S., Lajonchere, C., Grether, J.K., Risch, N. (2011): Genetic heritability and shared environmental factors among twin pairs with autism. *Archives of General Psychiatry,* 68(11), 1095-1102.

Hamilton, A.F. (2013): Reflecting on the mirror neuron system in autism：a systematic review of current theories. *Developmental of Cognitive Neuroscience,* 3, 91-105.

Heckman, J., Moon, S.H., Pinto, R., Savelyev, P., Yavitz, A. (2010): Analyzing social experiments as implemented: A reexamination of the evidence from the HighScope Perry Preschool Program. *Quantitative Economics,* 1(1), 1-46.

Herman, J. L. (1992): *Trauma and recovery: the aftermath of violence–from domestic abuse to political terror.* Basic Books, HarperCollins, Publishers, Inc., New York.（中井久夫訳（一九九八）『心的外傷と回復』みすず書房、東京）

Hermelin, B., O'Connor, N. (1970): *Psychological experiments with autistic children.* Pergamon Press, Oxford.（平井久、佐藤加津子訳（一九七七）『自閉症の知覚』岩崎学術出版社、東京）

Hodges, J., Tizard, B. (1989a): IQ and behavioural adjustment of ex-institutional adolescents. *Journal of Child

Psychology and Psychiatry, 30(1), 53-75.

Hodges, J., Tizard, B. (1989b): Social and family relationships of ex-institutional adolescents. *Journal of Child Psychology and Psychiatry*, 30(1), 77-97.

Homma, I., Akai, L. (2010) : *Breathing and Emotion*. In: Psychology of Happiness, Edits: Makinen, A. and Hajek, P., pp. 179-188.

Hoopman, K. (2006): *All cats have asperger syndrome*. Jessica Kingsley Pub., London.

Hutchings, H.A., Evans, A., Barnes, P., Demmler, J., Heaven, M., Hyatt, M.A., James-Ellison, M., Lyons, R.A., Maddocks, A., Paranjothy, S., Rodgers, S.E., Dunstan, F. (2013): Do children who move home and school frequently have poorer educational outcomes in their early years at school? An anonymised cohort study. *PLoS One*, 8(8), e70601.

Idring, S., Magnusson, C., Lundberg, M., Ek, M., Rai, D., Svensson, A.C., Dalman, C., Karlsson, H., Lee, B.K. (2014): Parental age and the risk of autism spectrum disorders: findings from a Swedish population-based cohort. *International Journal of Epidemiology*, 43(1), 107-115.

James, I. (2006): *Asperger's syndrome and high achievement: some very remarkable people*. Jessica Kingsley Pub., London.（草薙ゆり訳（二〇〇七）『アスペルガーの偉人たち』スペクトラム出版、東京）

Kanemura, H., Sano, F., Tando, T., Sugita, K., Aihara, M. (2013): Efficacy and safety of add-on levetiracetam in refractory childhood epilepsy. *Brain Development*, 35(5), 386-391.

Kapusta, N.D., Mossaheb, N., Etzersdorfer, E., Hlavin, G., Thau, K., Willeit, M., Praschak-Rieder, N., Sonneck, G., Leithner-Dziubas, K. (2011): Lithium in drinking water and suicide mortality. *British Journal of Psychiatry*, 198(5), 346-350.

Kawakami, C., Ohnishi, M., Sugiyama, T., Someki, F., Nakamura, K., Tsujii, M. (2012): The risk factors for criminal behaviour in high-functioning autism spectrum disorders (HFASDs): a comparison of childhood adversities between individuals with HFASDs who exhibit criminal behaviour and those with HFASD and no criminal histories. *Research in Autism Spectrum Disorders,* 6(2), 949-957.

Keeton, C.P., Crosby Budinger, M. (2012) : Social phobia and selective mutism. *Child and Adolescent Psychiatric Clinics of North America,* 21(3), 621-641.

Kim, Y.S., Leventhal, B.L., Koh, Y.J., Fombonne, E., Laska, E., Lim, E.C., Cheon, K.A., Kim, S.J., Kim, Y.K., Lee, H., Song, D.H., Grinker, R.R. (2011): Prevalence of autism spectrum disorders in a total population sample. *American Journal of Psychiatry,* 168(9), 904-912.

Manassis, K., Avery, D. (2013) : SSRIs in a case of selective mutism. *Journal of Psychiatry and Neuroscience,* 38(1), E1-2.

Munesue, T., Ono, Y., Mutoh, K., Kikuchi, M. (2008): High prevalence of bipolar disorder comorbidity in adolescents and young adults with high-functioning autism spectrum disorder: A preliminary study of 44 outpatients. *Journal of Affective Disorders,* 111(2-3), 170-175.

Nakamura, K., Sekine, Y., Ouchi, Y., Tsujii, M., Yoshikawa, E., Futatsubashi, M., Tsuchiya, K.J., Sugihara, G., Iwata, Y., Suzuki, K., Matsuzaki, H., Suda, S., Sugiyama, T., Takei, N., Mori, N. (2010): Brain serotonin and dopamine transporter bindings in adults with high-functioning autism. *Archives of General Psychiatry,* 67(1), 59-68.

Ohgami, H., Terao, T., Shiotsuki, I., Ishii, N., Iwata, N. (2009): Lithium levels in drinking water and risk of suicide. *British Journal of Psychiatry,* 194(5), 464-465.

Ornitz, E.M. (1992): A behavioral-based neurophysiological model for dysfunction of directed attention in infantile autism. In Naruse, H. & Ornitz, E.M. (eds.): *Neurobiology of Infantile Autism*. Elsevier Science Publishers, Amsterdam, pp. 89-109.

Ozonoff, S., Pennington, B.F., Rogers, S.J. (1991): Executive function deficits in high-functioning autistic individuals: relationship to theory of mind. *Journal of Child Psychology and Psychiatry*, 32(7), 1081-1105.

Palfrey, J.S., Hauser-Cram, P., Bronson, M.B., Warfield, M.E., Sirin, S., Chan, E. (2005): The Brookline Early Education Project: a 25-year follow-up study of a family-centered early health and development intervention. *Pediatrics*, 116(1), 144-152.

Pastor, P.N., Reuben, C.A. (2008): Diagnosed attention deficit hyperactivity disorder and learning disability: United States, 2004-2006. *Vital Health Statistics*, 10(237): 1-14.

Paulsem, S. (2009): *Looking through the eyes of trauma and dissociation: an illustrated guide for EMDR therapists and clients*. Booksurge Publishing, Charleston.（新井陽子・岡田太陽監修、黒川由美訳（二〇一二）『トラウマと解離症状の治療―ＥＭＤＲを活用した新しい自我状態療法』東京書籍、東京）

Pickles, A., Starr, E., Kazak, S., Bolton, P., Papanikolaou, K., Bailey, A., Goodman, R., Rutter, M. (2000): Variable expression of the autism broader phenotype: Findings from extended pedigrees. *Journal of Child Psychology and Psychiatry*, 41(4), 491-502.

Polanczyk, G., de Lima, M.S., Horta, B.L., Biederman, J., Rohde, L.A. (2007): The worldwide prevalence of ADHD: a systematic review and metaregression analysis. *American Journal of Psychiatry*, 164(6), 942-948.

Putnam, F.W. (1997): *Dissociation in children and adolescents*. Guilford Press, New York.（中井久夫訳（二〇〇一）『解離―若年期における病理と治療』みすず書房、東京）

Quitkin, F.M., Stewart, J.W., McGrath, P.J., Tricamo, E., Rabkin, J.G., Ocepek-Welikson, K., Nunes, E., Harrison, W.,

Klein, D.F. (1993): Columbia atypical depression. A subgroup of depressives with better response to, MAOI than to tricyclic antidepressants or placebo. *British Journal of Psychiatry, Supplement*, (21), 30-34.

Rasooly, R., Hernlem, B., He, X., Friedman, M. (2013): Non-linear relationships between aflatoxin, B_1 levels and the biological response of monkey kidney vero cells. *Toxins (Basel)*, 5(8), 1447-1461.

Reynolds, A.J., Temple, J.A., Robertson, D.L., Mann, E.A. (2001): *Long-term effects of an early childhood intervention on educational achievement and juvenile arrest: A 15-year follow-up of low-income children in public schools.* See comment in PubMed Commons below *JAMA*, 285(18), 2339-2346.

Roy, P., Rutter, M. (2006): Institutional care: associations between inattention and early reading performance. *Journal of Child Psychology and Psychiatry*, 47(5), 480-487.

Rutter, M., Moffitt, T.E., Caspi, A. (2006)：Gene-environment interplay and psychopathology: multiple varieties but real effects. *Journal of Child Psychology and Psychiatry*, 47(3-4), 226-261.

Rutter, M (2010): Child and adolescent psychiatry: past scientific achievements and challenges for the future. *European Child and Adolescent Psychiatry*, 19(9), 689-703.

Shapiro, F. (2001): *Eye movement desensitization and reprocessing: basic principles, protocols, and procedures 2nd ed.*（市井雅哉監訳（二〇〇四）『ＥＭＤＲ―外傷記憶を処理する心理療法』二瓶社、東京）

Sugawara, N., Yasui-Furukori, N., Ishii, N., Iwata, N., Terao, T. (2013): Lithium in tap water and suicide mortality in Japan. *International Journal of Environmental Research and Public Health*, 10(11), 6044-6048.

Sumi, S., Taniai, H., Miyachi, T., Tanemura, M. (2006): Sibling risk of pervasive developmental disorder estimated by means of an epidemiologic survey in Nagoya, Japan. *Journal of Human Genetics*, 52(6), 518-522.

Tizard, B., Hodges, J. (1978): The effect of early institutional rearing on the development of eight year old children. *Journal of Child Psychology and Psychiatry,* 19(2), 99-118.

Virkud, Y.V., Todd, R.D., Abbacchi, A.M., Zhang, Y., Constantino, J.N. (2009): Familial aggregation of quantitative autistic traits in multiplex versus simplex autism. *American Journal of Medical Genetics Part B: Neuropsychiatric Genetics,* 150B, 328-334.

Volkmar, F.R., Cohen, D.J. (1985): The experience of infantile autism: a first-person account by Tony. *Journal of Autism and Developmental Disorders,* 15(1), 47-54.

Von der Kolk, B. (2005): Developmental trauma disorder. Psychiatric Annals, 401-408.

Vorria, P., Rutter, M., Pickles, A., Wolkind, S., Hobsbaum, A. (1998a): A comparative study of Greek children in long-term residential group care and in two-parent families: I. Social, emotional, and behavioural differences. *Journal of Child Psychology and Psychiatry,* 39(2), 225-236.

Watkins, J.G., Watkins, H.H. (1997): *Ego states: theory and therapy.* W. W. Norton & Company, Inc., New York .

Williams, D. (1992): *Nobody nowhere: the extraordinary autobiography of autistic.* Times Books, New York.（河野万里子（一九九三）：『自閉症だったわたしへ』新潮社、東京）

Williams, D. (1994): *Somebody somewhere: the breaking free from the world of autism.* Times Books, New York.（河野万里子訳（一九九六）『こころという名の贈り物—続・自閉症だったわたしへ』新潮社、東京）

Yang, M., Ullrich, S., Roberts, A., Coid, J. (2007): Childhood institutional care and personality disorder traits in adulthood: findings from the British national surveys of psychiatric morbidity. *American Journal of Orthopsychiatry,* 77(1), 67-75.

Zimmerman, M., Ruggero, C.J., Chelminski, I., Young, D. (2010)：Psychiatric diagnoses in patients previously over-diagnosed with bipolar disorder. *Journal of Clinical Psychiatry,* 71(1), 26-31.

vom Saal, F.S., Timms, B.G., Montano, M.M., Palanza, P., Thayer, K.A., Nagel, S.C., Dhar, M.D., Ganjam, V.K., Parmigiani, S., Welshons, W.V. (1997): Prostate enlargement in mice due to fetal exposure to low doses of estradiol or diethylstilbestrol and opposite effects at high doses. *Proceedings of National Academy of Science of USA*, 94(5), 2056-2061.

グランディン・Ｔ（二〇〇〇）「自閉症の体験世界」『発達障害研究』二二巻四号二七九〜二八三頁。

井原裕編（二〇一一）『精神科臨床はどこへいく』日本評論社、東京。

石井高明（一九六二）「自閉症児の精神発達的考察」『児童精神医学とその近接領域』三巻四号二五三〜二六九頁。

岩坂英巳編著（二〇一二）『ペアレント・トレーニングガイドブック』じほう、東京。

加賀美尤祥・西澤哲（二〇一一）「わが国の社会的養護の現状と課題」『トラウマティック・ストレス』九巻一号。

上岡陽江・大嶋栄子（二〇一〇）『その後の不自由―「嵐」のあとを生きる人たち』医学書院、東京。

神田橋條治（二〇〇七）「ＰＴＳＤの治療」『臨床精神医学』三六巻四号四一七〜四三三頁。

神田橋條治（二〇〇九）「難治症例に潜む発達障碍」『臨床精神医学』三八巻三号三四九〜三六五頁。

笠原　嘉（一九八七）「精神病理学の役割」『臨床精神病理』八巻一九五〜二〇三頁。

衣笠隆幸・池田正国・世木田久美・谷山純子・菅川明子（二〇〇七）「重ね着症候群とスキゾイドパーソナリティ障害―重ね着症候群の概念と診断について」『精神神経学雑誌』一〇九巻一号三六〜四四頁。

久保田まり（二〇〇六）「愛着研究はどのように進んできたか」『そだちの科学』七号二〜一〇頁。

栗田広（一九八七）「精神分裂病と全般的発達障害」土居健郎編『分裂病の精神病理16』二七〜四五頁、東京大学出版会、東京。

宮岡　等・内山登紀夫（二〇一三）『大人の発達障害ってそういうことだったのか』医学書院、東京。

三好　輝（二〇〇九）「難治例に潜む発達障害」『そだちの科学』一三号三一〜三七頁。

森口奈緒美（一九九六）『変光星―ある自閉症者の少女期の回想』飛鳥新社、東京。

森則夫・杉山登志郎・岩田泰秀編（二〇一四）『臨床家のためのＤＳＭ－５　虎の巻』日本評論社、東京。

森本武志・杉山登志郎・東　誠（二〇一一）「広汎性発達障害における双極性障害の臨床的検討」『小児の精神と神経』五一巻一号三五～四四頁。

中井久夫（二〇〇四）『徴候、記憶、外傷』みすず書房、東京。

並木典子・杉山登志郎・明翫光宣（二〇〇六）「高機能広汎性発達障害にみられる気分障害に関する臨床的研究」『小児の精神と神経』四六巻四号二五七～二六三頁。

岡　南（二〇一〇）『天才と発達障害―映像思考のガウディと相貌失認のルイス・キャロル』講談社、東京。

岡　南・小倉正義・杉山登志郎（二〇〇九）『ギフテッド―天才の育て方』学研、東京。

大井正巳・鈴木国夫・玉木英雄・森正彦・吉田耕治・山本秀人・味岡三幸・川口まさ子（一九七九）「児童期の選択緘黙についての一考察」『精神神経学雑誌』八一巻六号三六五～三八九頁。

齊藤万比古（二〇〇〇）「注意欠陥／多動性障害とその併存症」『小児の精神と神経』四〇巻四号二四三～二五四頁。

柴山雅俊（二〇一〇）『解離の構造―私の変容と〝むすび〟の治療論』岩崎学術出版、東京。

白川美也子（二〇一〇）「ＥＭＤＲと自我状態療法」『ＥＭＤＲ研究』二巻一号二三～二六頁。

杉山登志郎（一九九四）「自閉症に見られる特異な記憶想起現象―自閉症の time slip 現象」『精神神経学雑誌』九六巻四号二八一～二九七頁。

杉山登志郎（一九九八）「自閉症―青年期、成人期」山崎晃資・花田雅憲編『臨床精神医学講座11、児童青年期精神障害』八七～一一四頁、中山書店、東京。

杉山登志郎（二〇〇〇ａ）「自閉症の体験世界―高機能自閉症の臨床研究から」『小児の精神と神経』四〇巻二号八

八～一〇〇頁。

杉山登志郎（二〇〇〇b）『発達障害の豊かな世界』日本評論社、東京。

杉山登志郎（二〇〇二）「Asperger 症候群と高機能広汎性発達障害」『精神医学』四四巻四号三六八～三七九頁。

杉山登志郎（二〇〇四）「コミュニケーション障害としての自閉症」高木隆郎、パトリシア・ハウリン、エリック・フォンボン編『自閉症と発達障害研究の進歩』八号一～一二三頁、清和書店、東京。

杉山登志郎（二〇〇六）「子ども虐待と発達障害―第四の発達障害としての子ども虐待」『小児の精神と神経』四六巻一号七～一七頁。

杉山登志郎（二〇〇七a）『子ども虐待という第四の発達障害』学研、東京。

杉山登志郎（二〇〇七b）『発達障害の子どもたち』講談社現代新書、東京。

杉山登志郎（二〇〇八a）「Asperger 症候群の周辺」『児童青年精神医学とその近接領域』四九巻二号二四三～二五八頁。

杉山登志郎（二〇〇八b）「高機能広汎性発達障害の歴史と展望」『小児の精神と神経』四八巻四号三二七～三三六頁。

杉山登志郎（二〇〇八c）「発達障害と子ども虐待―子どものトラウマと発達障害」『発達障害研究』三〇巻二号一一一～一二〇頁。

杉山登志郎（二〇〇九a）『そだちの臨床―発達精神病理学の新地平』日本評論社、東京。

杉山登志郎（二〇〇九b）「子ども虐待への包括的ケア―医療機関を核とした子どもと親への治療」『子どもの虐待とネグレクト』一一巻一号六～一八頁。

杉山登志郎（二〇〇九c）「成人の発達障害―発達障害と精神医学」『そだちの科学』一三号二～一三頁。

杉山登志郎（二〇一一a）『発達障害のいま』講談社現代新書、東京。

杉山登志郎（二〇一一ｂ）「タイムスリップ現象再考」『精神科治療学』二五巻一二号一六三九～一六四五頁。

杉山登志郎（二〇一一ｃ）『自閉症の精神病理と治療』杉山登志郎著作集一、日本評論社、東京。

杉山登志郎（二〇一四ａ）「神経発達障害とは何か」森則夫・中村和彦・杉山登志郎編『神経発達障害のすべて』（こころの科学ムック）、日本評論社、東京。

杉山登志郎（二〇一四ｂ）「発達障害への少量処方」『そだちの科学』二二号五四～六二頁。

杉山登志郎（二〇一五）『発達障害の薬物療法―ＡＳＤ・ＡＤＨＤ・複雑性ＰＴＳＤへの少量処方』岩崎学術出版社、東京。

杉山登志郎・海野千畝子（二〇〇六）「精神療法によって愛着の修復は可能か？」『そだちの科学』七号一一三～一一九頁。

杉山登志郎編（二〇〇九）『子どもの心療科』講談社。

鷲見聡（二〇一一）「名古屋市における自閉症スペクトラム、精神遅滞、脳性麻痺の頻度について」『小児の精神と神経』五一巻四号三五一～三五八頁。

鈴木國文（二〇一四）『精神病理学から何が見えるか』批評社、東京。

多田早織・杉山登志郎・西沢めぐ美・辻井正次（一九九八）「高機能広汎性発達障害のいじめを巡る臨床的研究」『小児の精神と神経』三八号一九五～二〇四頁。

徳山美知代・森田展彰・菊池春樹（二〇一〇）「児童養護施設の被虐待児童とケアワーカーを対象としたアタッチメント・ベイスト・プログラム―ケアワーカーに対する有効性の検討」『子どもの虐待とネグレクト』一二巻三号三九八～四一〇頁。

友田明美（二〇一二）『いやされない傷』診断と治療社、東京。

友田明美（二〇一五）「脳科学から見た児童虐待」『トラウマティック・ストレス』一三巻二号一二五～一三三頁。

土屋賢治、服巻智子、和久田学、新村千江、首藤勝行、大須賀優子、村田絵美、坂鏡子、中原竜治・浅野良輔・高貝就・鈴木勝昭・森則夫・黒木俊秀・片山泰一（二〇一五）「GazeFinder（Ka-o-TV）を用いた自閉スペクトラム症の早期診断指標の開発―一歳六カ月乳幼児健診における活用に向けて」『脳21』一八巻二号二〇三～二一三頁。

海野千畝子・杉山登志郎（二〇〇七）「性的虐待の治療に関する研究（その2）―児童養護施設の施設内性的虐待への対応」『小児の精神と神経』四七巻四号二七三～二七九頁。

若林慎一郎（一九八三）『自閉症児の発達』岩崎学術出版、東京。

〔初出一覧〕

第一章
「私の児童精神医学事始め」『子どもの心とからだ』（日本小児心身医学会雑誌）二二巻一号、九〜一五頁、二〇一三年

第二章
Ⅰ「成人の発達障害―発達障害と精神医学」『そだちの科学』一三号、二〜一三頁、二〇〇九年
Ⅱ「タイムスリップ現象再考」『精神科治療学』二五巻一二号、一六三九〜一六四五頁、二〇一〇年
Ⅲ「発達精神病理学の力―予防のための医学」『こころの科学』一八一号、一四〜二〇頁、二〇一六年
Ⅳ「自閉症の精神病理」『自閉症スペクトラム研究』一三巻二号、五〜一三頁、二〇一六年
Ⅴ「三〇代になった自閉症」『そだちの科学』二一号、八四〜九二頁、二〇一三年

第三章
1「あそびをめぐって」『そだちの科学』一二号、一一七〜一一九頁、二〇〇九年
2「書評『ゲド戦記』」『そだちの科学』二号、一一九〜一二〇頁、二〇〇四年
3「書評『99％のための経済学』」『そだちの科学』二二号、九三〜九四頁、二〇一四年

4「書評『「AV女優」の社会学―なぜ彼女たちは饒舌に自らを語るのか』」『そだちの科学』二一号、一一二～一一三頁、二〇一三年

5「書評『動物が幸せを感じるとき―新しい動物行動学でわかるアニマル・マインド』」『そだちの科学』一九号、九〇～九一頁、二〇一二年

6「書評『その後の不自由―「嵐」のあとを生きる人たち』」『こころの科学』一七七号、一〇五頁、二〇一四年

7「書評『IQ84』」『そだちの科学』一三号、一四四～一四六頁、二〇一三年

8「書評『晴子情歌』『新リア王』『太陽を曳く馬』」『そだちの科学』一六号、八七～八八頁、二〇一一年

9「書評『カイエ・ソバージュ』」『そだちの科学』八号、一一七～一二二頁、二〇〇七年

第四章

Ⅰ「発達障害への少量処方」『そだちの科学』二二号、五四～六二頁、二〇一三年

Ⅱ「自我状態療法―多重人格のための精神療法」『そだちの科学』一九号、七六～八三頁、二〇一二年

Ⅲ「日本の社会的養護と子どもの貧しさ」『そだちの科学』一六号、八～一四頁、二〇一一年

Ⅳ「選択性緘黙への治療」（山村淳一・内山幹夫・加藤大典と共著）『そだちの科学』二二号、六三～六七頁、二〇一四年

Ⅴ「乳幼児期の食行動異常」『そだちの科学』二五号、五七～六〇頁、二〇一五年

Ⅵ「発達障害とトラウマ」（杉山登志郎編）『発達障害医学の進歩28』診断と治療社、二〇一六年

あとがき

二〇一六年三月、私は長い公務員生活を終え、フリーの臨床医になった。

本書は、浜松医科大学児童青年期精神医学講座の教授として働いた六年の間に、主として『そだちの科学』に掲載した論文その他をまとめたものである。この数年の間に、私自身の臨床はこれまで以上に発達障害とトラウマの掛け算を呈する、子どもとその親の症例に集中することになった。この難治性の子どもとその親への治療経験がこの本の中心である。

大学に勤務するなかで、リサーチにも積極的に関わってきたが、とくに複雑性ＰＴＳＤへの臨床的な対応を模索するなかで、どんどん正統な精神医学からは外れていき、ＥＢＭからも逸脱していった。臨床の中で見いだした新たな知見に対して、科学的な裏付けのための活動を行なわないとなると、研究者としては既に失格である。なるほど、これがリタイアーというものなのだと実感する。

それにしても精神医学は、発達障害に関してもトラウマに関しても鈍感というほかない。臨床精神医学は危機状態にあるのではないかと思われる。このような繰り言が真っ先に出てくるところも、リタイアーモードの特徴であろうか。筆禍事件や舌禍事件に巻き込まれたことはこれまで数限りなくあるが、公務員を退いたことでどうも抑制のタガが外れてしまい、口を開けばあれこれ問題発言が吹き出しかねない困った状態にある。

しかし、開き直れば、臨床的な技能だけは少しずつ上がっているのではないかと感じている。集中力の衰えや、視力の衰えによって、文献を丹念に読むことが困難になってきているが、臨床を磨くことだけはまだまだ可能であると期待している。

振り返れば、私のようなさまざまな凸凹を抱えた者を、定年までよくぞ働かせてくれたと、大学をはじめ周囲の方々への感謝の気持ちで一杯である。

このような私のフィールドワークからのリポートの諸々に対し、若手の研究者・臨床家による検証がなされることを願っている。また、このささやかな本書が、臨床の現場で苦闘する若い臨床家の一助になってくれれば幸いである。

二〇一六年八月

著者

杉山登志郎（すぎやま　としろう）

1951年、静岡市に生まれる。1976年、久留米大学医学部卒業。久留米大学医学部小児科、名古屋大学医学部精神科、静岡県立病院養心荘、愛知県心身障害者コロニー中央病院精神科医長、カリフォルニア大学留学、名古屋大学医学部精神科助手、静岡大学教育学部教授を経て、2001年、あいち小児保健医療総合センター心療科部長兼保健センター長。2010年、浜松医科大学児童青年期精神医学講座教授。現在、同大学客員教授。日本小児精神神経学会常務理事。

著書に『発達障害の豊かな世界』『そだちの臨床―発達精神病理学の新地平』『基礎講座 自閉症児への教育』『杉山登志郎著作集（全3巻）』（以上、日本評論社）、『発達障害の子どもたち』『発達障害のいま』（以上、講談社現代新書）、『子ども虐待という第四の発達障害』（学研プラス）、『発達障害の薬物療法―ASD・ADHD・複雑性PTSDへの少量処方』（岩崎学術出版社）など多数。

●こころの科学叢書

子《こ》と親《おや》の臨床《りんしょう》――そだちの臨床《りんしょう》2

2016年9月25日　第1版第1刷発行

著　者――杉山登志郎
発行者――串崎　浩
発行所――株式会社 日本評論社
〒170-8474 東京都豊島区南大塚3-12-4
電話 03-3987-8621（販売）-8598（編集）
印刷所――港北出版印刷株式会社
製本所――株式会社難波製本
装　幀――駒井佑二
検印省略　
ISBN978-4-535-80438-8　Printed in Japan